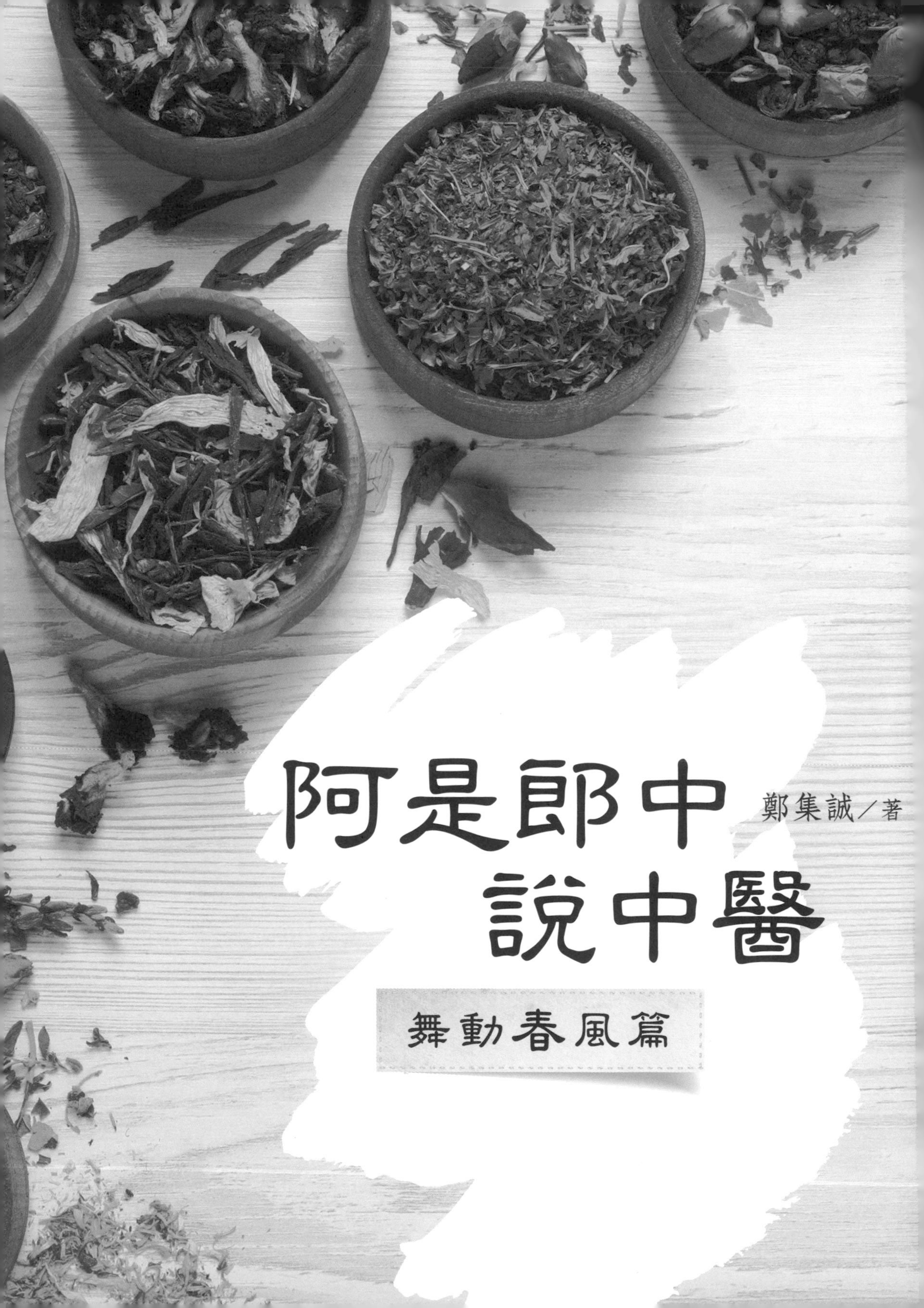

# 阿是郎中說中醫

舞動春風篇

鄭集誠／著

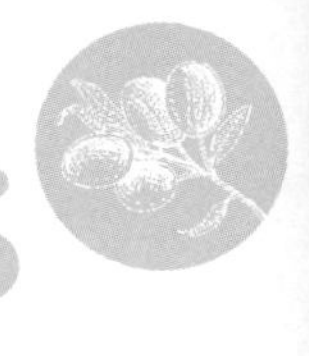

# 推薦序1

十八歲前我住在中藥舖的家裡，每天睡在藥草堆旁，使我身上總有股濃濃的中藥味！同學們總是好奇問我爲什麼有此味道。後來才知道這中藥味是我身上的保護傘，讓我在十八歲以前鮮少生病。

當時四十歲的我，因工作忙碌與應酬，抵抗力變差致病痛纏身，靠著半年的中醫調理讓我恢復健康。

步入半百年紀後，代謝變慢體重增加，心血管及腸胃也陸續出現問題，持續仰賴中醫針灸把脈搭配二十四節氣來調養身體，讓我有效控制病兆，避免濫用藥物造成身體的負擔。

鄭集誠醫生精心編製「阿是郎中」系列影集搭配節氣的中醫藥調理理念，無疑是導引我們健康樂活的明燈。感謝有您！

美國康寧公司亞太地區環境經理

陳炳憲 眞心推薦



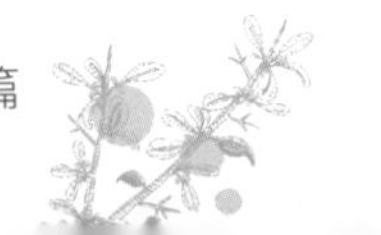

# 推薦序2

鄭醫師同我從國中同窗至今已超過四十年，青春歷歷的老同學情誼不可謂不深。

集誠的學醫生涯，經歷極爲優秀，對於中醫的信心除了來自於對學理的扎實鑽研之外，尤其日積月累望、聞、問、切的實地功夫，讓他信手拈來都有充分的實例驗證。

集誠從西醫走來，而強調中醫乃全面性的醫療和諧，眞正對症處置。相對於僅數百年的西方醫學偏於「頭痛醫頭、腳痛醫腳」，只著重眼前苦痛的有截然差別。鄭醫師仁醫心法，發揚中醫觀點，以親民易懂的角度，出版過兩本「翻轉中醫」著作，饒益有緣的讀者。

集誠學識淵博，廣發菩提心，製作影片發表在YouTube網路頻道「阿是郎中講中醫」，截止目前邁入第三個寒暑，累積數百頁豐富精彩的內容，我總是在一接收影集通知就卽刻觀賞而受用，並分享給親朋好友。猶記得易元堂診間有一幅藥師琉璃光如來的佛像，就是這股源源不絕的威神力加持集誠醫師，隨著不同節氣到來，在百忙當中還能準備圖文並茂的資料，以其專長之詩詞歌賦，平鋪直敍地與讀者分享，師法自然與眞誠，如同他的名字，代表的是匯集對有情世界的愛心與善心。

集誠觀察入微，關顧一個人的身，也關顧他的心，身心密不可分。他總能在第一時間察覺，觀察透徹來者的狀態，給予適當的指導與處方，醫病關係如同家人融洽。

身爲老同學與老朋友的我無比讚歎鄭醫師的心業力，著實杏林典範，特此祝福鄭醫師歡喜懸壺，持續發揚志業。

里仁事業 **許振銘**



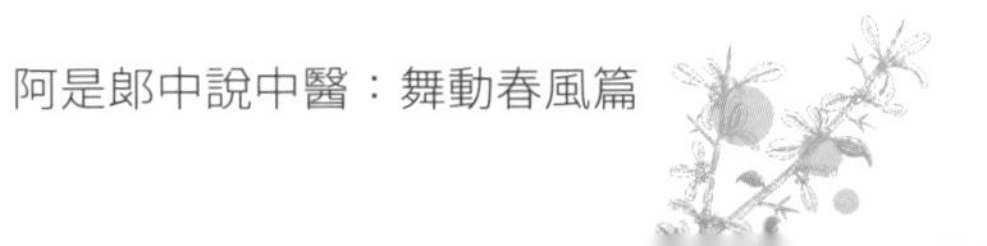

# 自序

白居易：「幾處早鶯爭暖樹，誰家新燕啄春泥。」心中浮現春天飄逸與生氣勃勃的氣息。有時候，羨慕閒雲野鶴可以安然地在自然中生活！也羨慕晉・陶淵明「採菊東籬下，悠然見南山」的不爲五斗米折腰的氣魄與身影。但羨慕歸羨慕，他至少有親近自然的基本學識，才能如此的融入大自然而怡然自得。

南宋・文天祥說：「天地有正氣！」自認這是對節氣的最佳說明。大自然有著四季不同的變化，雖然每一天是一樣的日升月落，卻深深蘊含豐富多彩的生活智慧。

人類生活在這地球上，可以不理會自然的節氣變化，但節氣卻會讓人類有所回應。回應卻只因人而異，有時間長短不同感應而已。雖然一年有四季，而且每年都會有，節氣也是如此，但每年不間斷地節氣更替雖不會停息，但也不是年年一模一樣。

身爲小小的人類們，通常依賴科技越深，就對傳統的觀點和周遭的自然環境，越是嗤之以鼻。現今太多的人爲科技改變了自然環境，人類迄今依舊無法跳脫地球上的日常生活，就證明人類只是大自然的一小分子的事實！說「人定勝天」都是自欺欺人，走夜路吹口哨壯膽而已！

所以一年有二十四節氣，共有七十二候，但有多少人了解了節氣與自然呼應的規律？從簡單的鳥獸蟲魚及昆蟲與植物的自然生態現象上，它們都可以精確的掌握節氣的變化而調整自生作息作爲應對，但是生爲萬物之靈的人類們啊！不斷地在剝奪自身的原有本能而不自知！

因此人們身體健康的好壞就是如此，無知或武斷的輕忽節氣影響，通常會等到身體失去健康才覺得感受沉重，而後悔莫及。

「人在江湖飄，很難不挨刀。」生活總有沐浴在春風裡的得意，也有沉浸在烈烈炎暑中的煎熬，也有享受秋時明月高掛怡人的自在，更有經歷在冬日酷寒中的刀霜風雪嚴相逼的感慨。

自許，遵循傳統中醫的『阿是郎中』，很尷尬的出現在科技日新月異的現今江湖路上，打著「遵循古法」的態度，希望喚醒人們自有體內封藏已久的自然本能力量。

過往的古時武林豪傑，總是「十年磨一劍」的刻苦自勵，修文允武！等到重出江湖後，才知道刻骨銘心打造的這把劍，已經不再適應現時環境，而難以輕鬆有力的大殺四方了，也許是閉門造車的自我練功，因此忽略了社會環境的變遷，所造成跟不上節拍的現象。但仍無悔走上這條少有人走的路上。

一年有二十四節氣，年年都往復循環，但是大多數人都選擇輕忽它存在的價值。現在的許多人們，像是各門各派的武林高手一樣，不屑老祖宗留下的醫學智慧結晶，輕忽它危害身體的影響，不斷使用人爲科技，如儀器檢查、長期吃西藥甚至打疫苗的方法，似乎也無法挽回身體失去調整健康的自我本能。

因此「阿是郎中」，想藉著中醫與節氣搭配的相生觀念因素，期許人們用最自然的方法，打磨精製自己的身體保健方式，才是眞正的維護健康利器，也才有可能喚回失去已久的生命本能！

生活原本是很自然的、身體健康也可以很簡單的，失去健康，很多都是輕忽「節氣」對人體的變化，所產生許多萬劫不復的現象而已。

有時候，生活是需要像籠罩我們周遭的節氣一樣，平心靜氣面對。一年四季的節氣變化，也需要用啟、承、轉、合的方式來配合，不需要對抗，只是順應自然，身體健康就可以順利開花結果。

春天，是萬物生機盎然勃發的時候，這次我們就用春天吶喊的迎接方式，來歡迎且品嚐人生唯一的「一生一世」吧。

「仰則觀象於天，俯則觀法於地。」現今已經少有人，是用這樣的方式在看周遭的氣溫變化，而加減身上的衣褲。氣象預報早已充塞在許多人的內心思維中，心裡十分機械的藉由科技測來應付天氣變化的無常，少了人性的自然本能反應，多的是違反自然規律的身體微恙，久而久之，微恙就變成可怕的病魔充斥在身體之內，難以散去。

「阿是郎中」，倡導順應自然，強調人人可以「健康自由」。所以首先用春天的六個節氣中的『舞動春風篇』，來提醒愛好自然的朋友們，期許可以在自然的觀念下，沐浴自己一生健康的春風。

再次強調，影片是先導，總有疏略，付諸文字敍述是有點渾吞，但不失精道，至少都可以雙雙正式呈現在大家面前。畢竟影片與文字像是「異曲」，卻有「同工」之妙。眞的十分感謝柏瑄小編的大力幫忙，要不然影片與文字都還像是「一場遊戲一場夢」一樣，還在高閣吟唱，此外也感謝炳憲、振銘好同學，在百忙之中的序文推薦，當然還有很多朋友眞誠眞情意的相挺，在此只能藉此書來一一感謝。

「舞動春風」後，總想有魅力四射的「夏日風情」，敬請期待喔！

# 目錄



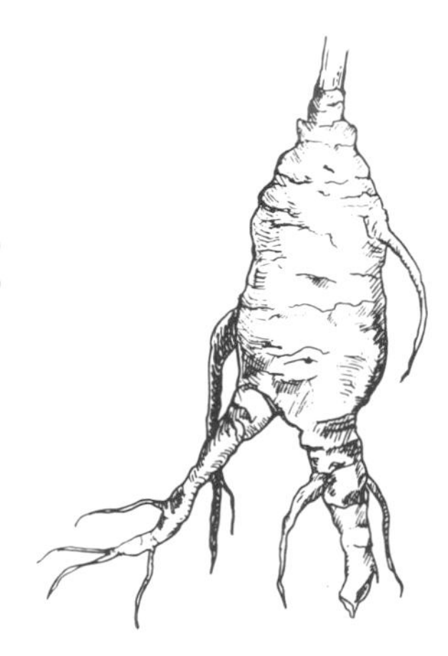

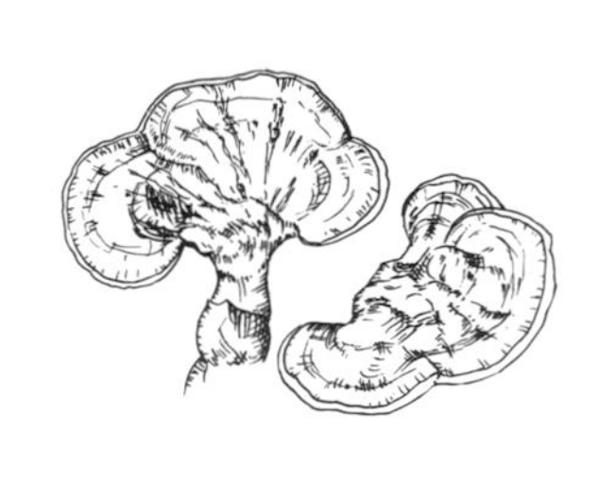

## 仲春章



## 季春章

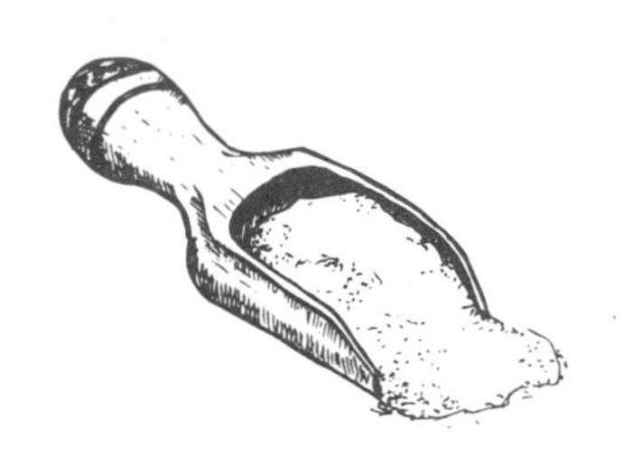

# 孟春章

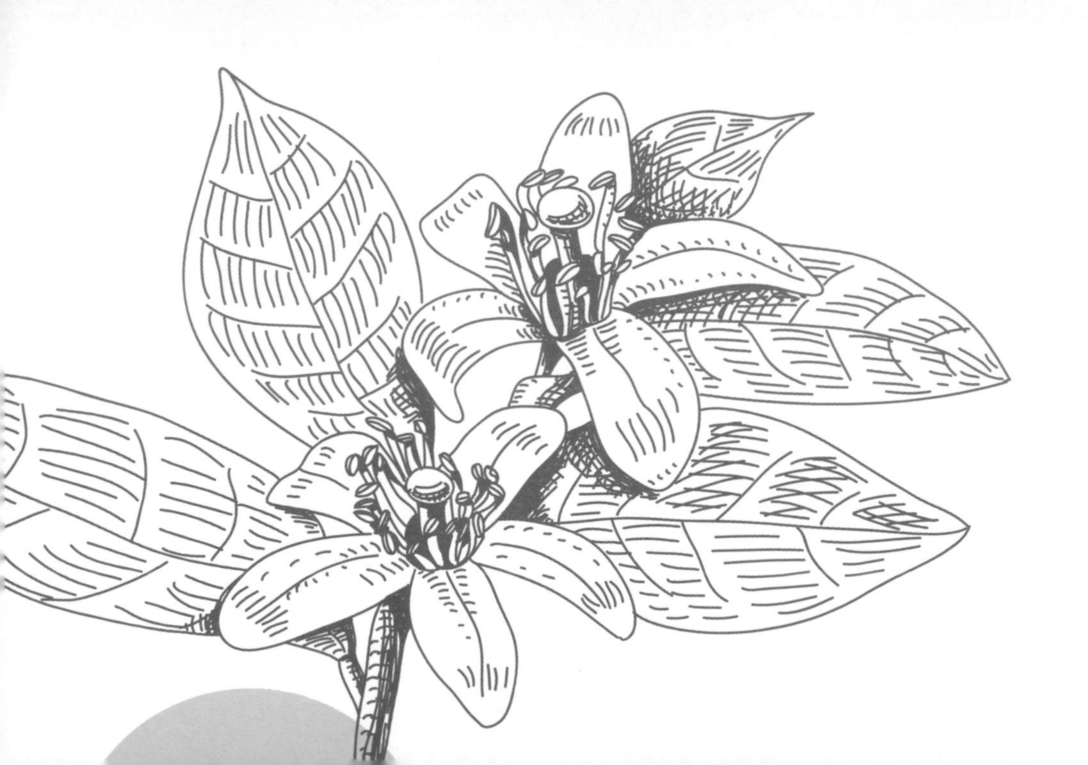

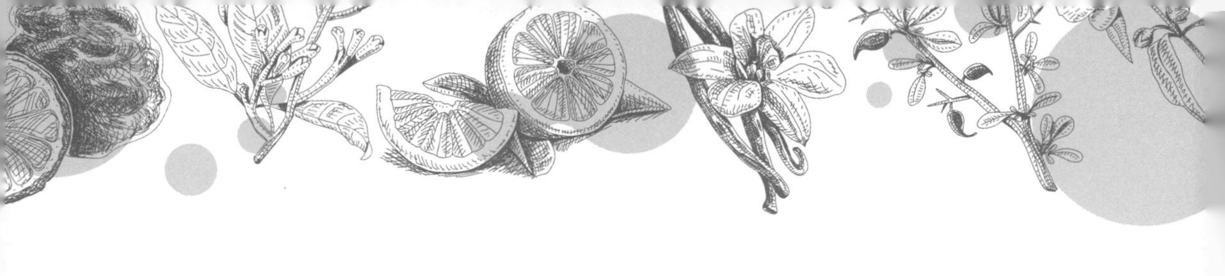

# 第一講　立春

春三月，此謂發陳。天地俱生，萬物以榮，夜臥早起，廣步於庭，披髮緩形，以使志生，生而勿殺，予而勿奪，賞而勿罰，此春氣之應，養生之道也。逆之則傷肝，夏為寒變，奉長者少。

——黃帝內經

春天六個節氣，**1. 立春** 2. 雨水 3. 驚蟄 4. 春分 5. 清明 6. 穀雨

立春1

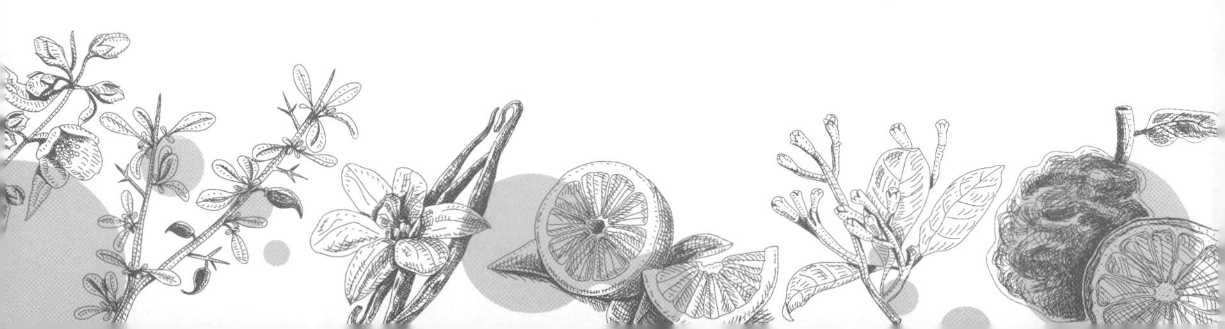

# 前言

春城無處不飛花了！

當你感受到「吹面不寒楊柳風」，就知道春天已經悄悄的到來囉。

在台灣的癸卯農曆新年假期來臨時，大家都經歷了一波寒流，也許有人會覺得不是已經是春節了，氣溫怎麼還會這樣的冷颼颼？其實大家的感覺都沒有問題，氣候變遷也沒有差異很大，畢竟癸卯兔年的大年初一當天還是在上個年度（壬寅年）的大寒節氣期間裡，所以寒冷是冬天必然的現象。

阿是郎中說過冬天三個月內的「養藏、養腎」的觀念與問題，再來的西元二零二三年二月四日就是立春節氣了，趁著冬天「大寒」與春天「立春」差距短短的一天時間裡，大家可以試著去感受不同節氣之間氣候變化有什麼不同吧。

現在大多數人都習慣讓自己的身體健康好壞狀況，交給儀器檢查來評判，又很自然地長期依賴服食西藥來控制身體的健康，眞的說到底，是現代人自願把自己當成機器人一樣，寧願被藥物制約限制因而不擁有「健康自由」……也不以爲意，因此在此建議，還想要擁有健康自由的廣大民眾朋友們，有空可聽「阿是郎中講中醫」節目，利用YOUTUBE傳達傳統中醫觀念的頻道，藉此喚醒人心荒涼已久的「健康自由」，想這是比較容易達標簡便健康的方式，因爲這套中醫養生理論在人體身上親自實驗已有兩千五百多年之久了。

春天有三個月，天地俱生，萬物跟著發育生長，養生若跟著這樣做，春天就可以健健康康無負擔，因此敬請拭目以待喔！

# 開鏡頭

大家好，我是阿是郎中，西元二零二三年二月五日，是癸卯年的正月十五元宵節而在元宵節的前一天，二月四日這一天正是立春節氣的第一天，從這一天開始是正式進入春天了，因為二月三日前，還是冬天的大寒節氣喔。大家千萬不要以為春天已經到來而掉以輕心，畢竟差一天還算是冬天喔。

首先，說明「節氣」是什麼？節氣，是老祖宗的智慧結晶，是指一年有二十四個時節和氣候，主要是古人主用來指導農事耕作的曆法，這裏要強調說明的是，它是根據陽曆（地球自冬至繞太陽公轉一圈為基準），千萬不要認為古代以農立國，就認為節氣也是用農曆（陰曆）為日期而訂出，像西元二零二三年剛好是以農曆癸卯年佔大部分，因為癸卯年農曆閏二月，所以這一年天數長達三八四天，長度可以涵蓋到西元二零二四年的立春日，所以有人就說癸卯年會遇到「雙立春」，就是這個緣故。

說到這裡，用一首〈二十四節氣歌〉，來說明節氣的排序與日期選定的基調原則。

春雨驚春清穀天——春天 每月兩節不變更
夏滿芒夏暑相連——夏天 最多相差一兩天
秋處露秋寒霜降——秋天 上半年來六廿一
冬雪雪冬小大寒——冬天 下半年來八廿三

這首詩雖然簡短，卻巧妙的把一年二十四節氣的名稱涵蓋在內，也把節氣落在每月的時間點都劃定，更可看出老祖宗的智慧。

再來我們就進行立春篇的開講。因爲在立春日這一天開始就算正式進入春天，而春天剛好是「養生」的季節，也是中醫認爲萬物生長發育的季節，因爲之前積壓了三個月冬天的「養藏」，到春天就應該有好好的抒發伸展，才是正確的養生觀念。在此還是再次強調，這是一個用「傳統」中醫觀念來教大家如何養生和享受健康自由的健康頻道。近來大家常聽到有所謂的「財富自由」的說法，相信也有很多人期待自己能提早達到財務自由，但是到達財富自由之後，又有多少人當下的身體健康卻出現不是很自由的現象，例如高血壓、糖尿病，高血脂之「三高」等等慢性疾病也都跟著年紀增長而上身。當面對這些疾病時，幾乎無人例外可擺脫藥物的控制和身體檢查的約束，結局常常是空有金山銀山，卻無法健健康康的享受財富自由帶來的福氣，因爲天天要吃藥，又不敢不吃藥，人身健康就長期被控制和制約而不自由等級，導致最後身體既不健康也不自由。

但還是強烈希望幫助大家在傳統中醫養生保健的觀念下，達到「健康自由」的境界，而能眞正享受財富與身體健康雙重自由帶來生活美好的品質，這是阿是郎中成立這個頻道的、甚至出書宣導最主要的「初衷」由來。——

## ■冬不藏精，春必病溫

「冬不藏精，春必病溫。」學過中醫的，應該都聽過這句話，但重點是要懂這句話的眞正涵義。先講一個小時候聽到的故事：「每年春天到的時候，花園裏許多蜜蜂在花叢中忙來忙去，忙著採花蜜，反觀那蝴蝶姑娘不是忙著採花蜜，而是忙著在旁邊唱歌、跳舞，自己也忙得很快樂，可是日復一日，時間從春天到秋天，蝴蝶此時才驚覺的感受到身體單薄，沒啥體力，艱困的挨到了冬天時，那時蜜蜂們利用在春天辛勤採收到的花蜜後，趁著天氣轉涼就在家休養，所以蜜蜂可以「養精蓄銳」的度過一個溫飽的冬天，反觀蝴蝶姑娘，因爲在春天的時候沒有採花蜜，用即時行樂的方式來度過美麗的春天，因此，一到冬天後，天氣變冷了，少了現成食物，就常挨餓挨凍，身體抵抗力不足也沒有太多元氣，動不動就生病，甚至沒有挨過寒冷的冬天，就算是度過了冬天，到了春天時，身體也沒儲備什麼能量，因此就開始生病，這就是與「冬不藏精，春必病溫」的道理是一樣的緣故，倘若冬天沒好的「養藏」，沒好保護自己腎臟「藏精」的功能，春天到的時候就可能會產生很多疾病，最明顯的就是「感冒」這種容易傳染疾病的產生。

## ■癸卯年運氣

* 癸卯年天數最長上半年，氣候偏寒，會有倒春寒現象
* 癸卯年下半年，氣候偏熱，不利冬藏

再來講癸卯年的「運氣」，西元二千零二三年的大部分時間都是陰曆癸卯年，此時我們已經擺脫壬寅年的舊運氣而進入新一年的運氣，因爲癸卯年有農曆閏二月的現象，又這一年是天數最長的一個年度，因此它包含了兩個立春節氣（2023——2024），所以會有「雙立春」這種說法，用中醫的觀念來說，西元二千零二三年的上半年是根據五運六氣來推算，氣溫會比較偏寒冷，會有「倒春寒」的現象，相信大家在過年時已體會到這一股寒流的威力，雖然春天是快到了，但是溫度還是比較像冬天時的寒冷，不要因爲有時出現太陽，就以爲春天到了，不注意身上衣物的穿著，如此就很容易就感冒，此外西元二千零二三年的下半年，氣溫會比較偏熱，偏熱的氣溫是不利於未來的「冬藏」，爲什麼？因爲天氣熱時，大都很少在乎飲食冷暖的重要性而忽略夏天生活作息時也該注意有保暖的動作，常常貪冰納涼而在夏天時落下病根，等到冬天時再爆發病情，幾年前的新冠疫情也是如此。又因冬天時沒有「養精蓄銳」的習慣，直到來年春天就衍生更多環環相扣的季節郎病，所以「冬不藏精，春必病溫。」就是這種道理。

再次強調，西元二千零二三年的氣候，初春時期尤其在農曆過年前後，眞的是比較寒冷，台灣山上到處都出現下雪的現象，很多人開車去賞雪、追雪，畢竟這種場景是難得的景象，當然此時有人去冰天雪地的國度，那裏提供溫泉，雖然身體泡的很是溫暖，可是泡完出浴的時候，是很難預防寒氣上身，這都是一些冬不藏精的一種行爲和動作，到了春天就可能會發燒、咳嗽和一些流行感冒症狀就會出現了，這都是冬天沒有好好的「養藏」的結果，目前已是春天，用春天這三個月的時間來說明春天時候必須要注意的養生保健的事項。

再求講的是節氣。黃帝內經：「春三月，此謂發陳。」是說春天有三個月長的時間，有六個節氣，分別是立春、雨水、驚蟄、春分、清明、穀雨，分布在每年陽曆的二月、三月、四月之間，所謂一年四季有二十四節氣就是這樣來的。常聽到一句話，「冬天進補，開春打虎」，說明冬天如有好的「養藏」，有好的調補，來年開春，當然就有體力去打老虎。當然，這是一種玩笑的說法，但是至少證明春天是適合去做有活力的事情，因此冬天要做到「養精蓄銳」，避免落下病根，因爲這樣對身體好處的影響是很大的。

通常時節進入春天的時候，農夫就要開始深耕、促進作物發芽生長，因此「發陳」顧名思義就是把冬天在體內積累的廢物，利用「春生」的趨勢，重新舒展開來。大家都聽過「春生、夏長、秋收、冬藏」這種說法，所以養生就要做好做滿全套，落下幾個季節沒沒做到位，身體不好時再來怪罪養生是騙人的把戲，都是事後諸葛了。

春天是「生發」的季節，是萬物生長和發芽的時期，此時農作物多是是「蓄勢待發」的準備生長，因此春耕就變成一種亙古不變的農時節律，一旦錯過就得等來年了。其實身體情況也是適用春生的道理，身體需要產生新的能量，身體先前沉積舊的廢物必須排出，如此才有新舊交替物質能量的呈現，這是所謂「新陳代謝」的概念。

「發陳」就是把一些舊有的東西趁著春天「生發」的特性而發散出去，因此春天時，有人會產生身體過敏的症狀，這原理就是身體把老舊的過敏原發散出去，因爲春天是屬於生發的季節，把原來身體不好的東西發出去，是此時正常的現象反應，但是一般人看到這種情況，就覺得這種情況是種病態現象，多半不能忍受反而要趕快把過敏現象壓制下去。因此看西醫，服用西藥把原本準備散發到體外的現象又壓回去，如此就是把身體本該「生發」的東西就又重新壓回去，所以這些過敏物質又積在體內一段時間，而且又產生一些未知的變化，最終發現很多癌症和腫瘤莫名奇妙的出現，就是其來有至。這種現象多半是違反天時，逆天造就出來的現象。其實都與春天「生發」習性被壓制是相關的。身體本該發散出去的物質，卻把它押回來，不好物質永遠在體內循環，無法發散到體外，當然會不利身體的健康。

其實最好的養生方法，就是不要讓身體產生疾病。而春天的養生方法，黃帝內經歸納成簡短幾句話，算是一言道盡了春天如何養生保健的方法，這是二千五百多年前古人智慧的結晶。也是古人歸納出來的養生保健方法，教導我們如何趨吉避凶，這時間經歷那麼久，道理還是沒有任何更改，就證明這道理是絕對經得起考驗的。所以大家如果都沒有聽過阿是郎中說的觀念也沒關係，只要現在把這一個春天養生的方法學到，就保證大家在春天時可以活得健健康康、快快樂樂的。

以下針對黃帝內經內容，做一個白話的說明，首先文中提到「天地俱生，萬物以榮」，意思是說春天的時候，大自然萬物都慢慢甦醒，植物也甦醒準備發芽生長，也有冬眠的動物睡醒了，這就是一種「生發」，大自然一片欣欣向榮充滿生機的俏模樣。

黃帝內經是建議，人們春天的作息方式，要「夜臥早起，廣步於庭」，因爲古時候是日落而息，只要太陽下山了，稍微吃點東西就準備上床睡覺，太早起是沒關係的，因爲春天天氣的生發和循環是有利於人們早起的，此時是適合到戶外行走，但不要去晨跑做運動，應該做適合悠閒散步的活動，慢慢的舒展躺一夜下來後僵硬的筋骨舒展開來，慢慢走在庭園裡面，就像走在桃花園裏一樣，體會春天大自然的氣機，和天地一起共振「生發」的奧妙。

可惜的是，大多數的人，不管是在春、夏、秋、冬的哪個季節裏，一大早醒來，就是風雨無阻的出門運動，這種只在乎有沒有運動的人，其實就是一種違反天時的逆天行爲，對養生方法無疑是一種傷身而不自知的方式。說起「廣步於庭」的這個「步」，也是希望慢慢的走，像散步一樣，讓身體逐漸舒展開來，也讓身體慢慢的甦醒起來而是不要去做一些激烈的跑步運動，但是很多人只是爲了運動而運動，不會考慮四時節氣變化和自身年紀高低等等因素，都是對養生觀念產生偏差的誤解。

其實，「廣步於庭」，是希望讓身體慢慢的甦醒，適應大自然；古時候可以在自家庭院裡面走一走，現在比較少有自家庭院，倒是建議去公園，散步走走，伸展身體就可以，不太需要很激烈的運動，當然也不建議風雨無阻的爲了運動而運動。近來一個年近七十古來希的老伯，因爲新冠疫情期間，不敢外出活動，等到疫情解封后，反而不敢走出家門，家人帶去看醫生，說是得到輕微老年痴呆症，醫生建議除了吃藥外，還得每天外出運動，運動後造成身體多處骨骼痠痛才來看中醫針灸，感覺像是「賠了夫人又折兵」，反而得不償失。

「披髮緩行，以使志伸」，就是讓早起的身體緩解身上人爲的約束，因爲古人不像我們現在都是固定時間理髮的，他們都把頭髮束起來，睡覺的時候再把它鬆開，讓身體有放鬆、有緩衝的現象，然後身體與心志才能有效的伸展開來，如此身體身心舒緩後，就容易產生一些遠大志向和期望，產生正向的人生動力，也順應春天舒展的特性。雖然現代人少了束髮的約束，但是人爲衛生的觀念影響，有人早上起床後就洗澡、洗髮，頭髮往往沒有吹很乾，就出門做運動，這種行爲都是違反「春生」原則，另外外出衣服穿著的原則，是建議在春天時盡量穿著不要太緊繃，盡量寬鬆，畢竟剛過完一個寒冷的冬天，穿著貼身厚重保暖的衣服較多，難免身體受約束多，現在春天到時，應該可以慢慢的讓身體解開這些貼身衣服的束縛，緩慢的讓身體肌肉骨骼等組織器官緩慢的恢復過來。

而且「生而勿殺，予而勿奪」，就是鼓勵在春天生育發展，盡量不要去傷害壓抑它，萬事萬物在此時就像初生的幼苗，保護比壓抑來的更重要，以免扼殺大自然春生的生機。其實春夏時節，身體是需要「養陽氣」的，此時身體陽氣就像一個剛點燃蠟燭的火苗，需要好好的呵護，而不是一點燃火苗，就馬上跑到外面，去風吹雨淋，這樣身體那火苗是會很快熄滅掉的。

再來講春天該有的保健心態，既然把事務交代給了周邊的人，心理上就要心甘情願，不要後悔得又想把它收回來，此外既然心理上可以提供獎賞，就盡量用獎賞來代替懲罰，一般用口頭鼓勵的方式，就不要用責罵的。古時候有「秋後算帳、秋後問斬」的作法，這不是古人封建迷信而是在春天問斬，根本是「逆天」的運作，因此老祖宗了解春天養生的道理，因爲春天養生本是鼓勵萬物「生發」的時候，也代表各種生命欣欣向榮的一種現象，如果反其道而行，就是對順勢養生的阻抗，反而身體健康是不會太好的。

所以春天時的一些殺生動作，如宰殺豬、牛等牲畜時，此時這些行爲，多少對執行殺生人的身體或多或少的會受到莫名的傷害，也是這個道理。

當然，以上是古人歸納春天養生之道，時至今日也流行談養生，其實眞正「養生」要分季節，春夏秋冬各有養生該注意的地方，當然嚴格來講，養生不能只有注意春天養生就好，這種養生其實只作到四分之一，不算是做好全面的養生，眞正方法是春、夏、秋、冬都要能做到「生、長、收、藏」不同形式的養生方式，所以春天時候，「養生」正是時後。

## 成語醫解——膾炙人口

■膾：切細肉

■炙：燒烤

一個成語故事「膾炙人口」，通常在過年期間，會多吃一些山珍海味，餐餐大魚大肉，因此應景介紹一下（膾炙人口）這成語的涵義，意思是食物好吃時，人人都很讚賞，或是創作成一個巧奪天工的藝術作品，大家都覺得作品十分優秀，就是膾炙人口的主要意思，另外一種解釋方式，是：所謂的「膾」，是古人作菜時把肉切得很細成一絲絲薄薄的肉片，這是很適合生吃的，而接些肉絲大部分都是以生魚片爲食材的比較多，因此生魚片的吃法不是日本引進國內，而是我們淡忘了，然後被日本保留下來的古法。古時候的人是常在吃生魚片的，只是這種生的食物，對人體來說不太好消化，所以孔子才會說「食不厭精，膾不厭細」，當然這種說法就是盡量把食物切到很細、很細，就是一種幫助身體消化作用的動作，有人會質疑爲什麼食物需要把從大切到到小，然後才去烹調讓人家食用，目的是要減輕人體的消化上的負擔，如果食物是生食的，當然是越細越容易消化，就是這道理，當然現在吃生魚片也不是說吃就直接吃，多少還沾些芥末或佐料，美其名是消毒，其實也是種幫助食物消化爲人體吸收的方法之一。

古人吃這些食物的方法會根據季節而有不同的吃法都是有它內涵的道理，尤其春天吃生魚片時是配著蔥來吃，因爲蔥是比較辛溫的佐料，畢竟生魚片是寒涼的食物，剛好可以用蔥來抵銷食物本身的寒性，所以秋天時，他們講究用芥末來當佐料，就像我們現在是芥末，加醬油配蘿蔔絲就是這種道理，如果要讓食物更可口，或者是想殺細菌或病毒，就吃些紫蘇葉，現在食用生魚片都有這些食材當佐料使用，因此吃起來的感覺就是很好吃喔。

炙，是一種燒烤食物的方式，炙，跟炙很像，但是意思是完全不一樣，炙就是一種用火燒烤食物的方式，是一種慢火爊烤的烹調方式，通常比一般煮食方式方式溫度要來的高，所以有些食材用此方式烹調就會色香味俱全，跟用微波爐或用瓦斯爐去烤食物的方式，結果眞的是用柴火炙烤出來的食物，是比較香、比較好吃的，所以「膾炙人口」這成語就是這樣的由來。

阿是郎中還是每次提供中醫的一些小常識，讓你養生保健不費事。

## 節氣詩語

節目最後用一首符合立春節氣的新詩，跟大家分享春天到來的喜悅：

立春初上，荼花燦爛，
說說春初嬌羞模樣。
料峭雨雲，遞延冬寒，
想想未肯收盡餘寒。
春已歸來，裊裊春香，
萌萌夜宵夢看春暖。
卻笑……
東風從此凍解。
卻看……
蟄蟲從此振搖。
卻曉……
魚陟從此負冰。……
華燈初上，朱顏變轉，
歷數春秋幾度輪迴。

總有……

白梅薰染向柳青，心更多時閒。

品味……

春風吹不斷，雨絲細灑花千樹

抬頭問天何時會解冷寒？

但喜見，花開花放，

絕美春色到來。

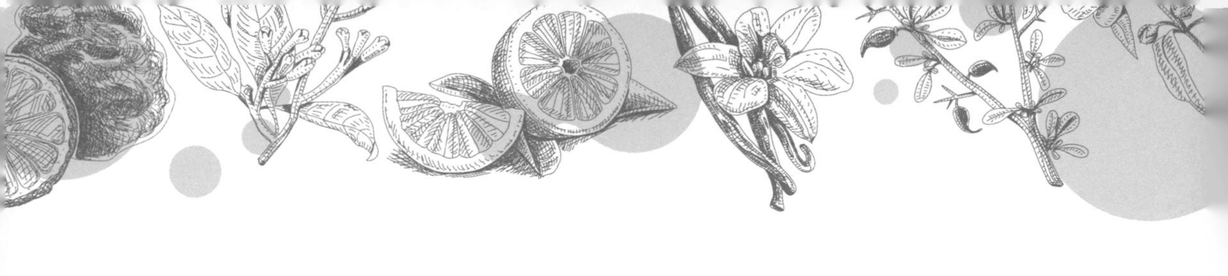

# 第二講　起風了

立春，正月節。立，建始也，五行之氣，往者過，來者續，於此而春木之氣始至，故謂之立也。

——月令七十二月候集解

春天六個節氣，**1.立春** 2.雨水 3 驚蟄 4.春分 5.清明 6.穀雨

一候東風解凍，**二候蟄蟲始振**，三候魚陟負冰

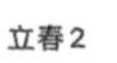


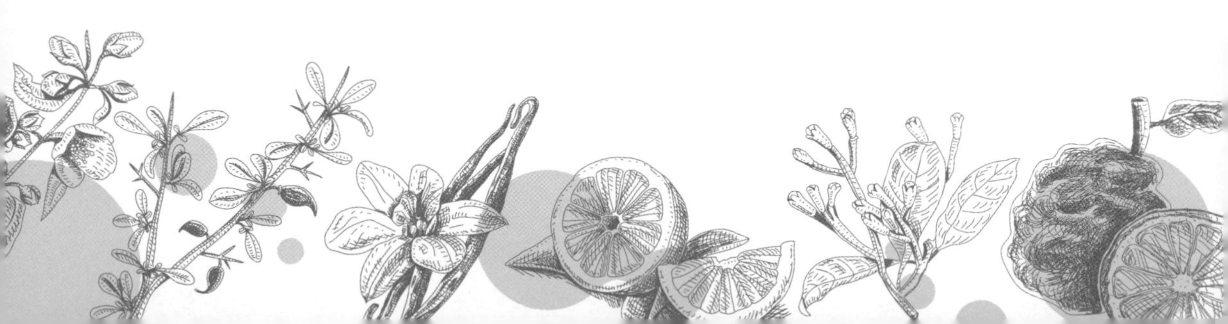

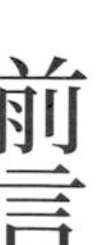

# 前言

有風的地方，就有風的故事！

經歷過立春與元宵佳節的到來，氣候變化縱橫，感受到「春風、化雨」的味道。世界各地都有有風的地方，一年四季也都有各自不同的「風」格。這一集我們還是要說些春天「風」的故事，和春風對身體健康的影響。

有風的地方，就有風的故事。念念不忘，必有迴響。唐．賀知章寫春的篇章，詠柳：「碧玉妝成一樹高，萬條垂下綠絲條；不知細葉誰裁出，二月春風似剪刀。」感覺是滿切合「春風」的意涵，但是剪刀究竟還是一把刀，一把傷人於無形的一把刀，春風雖然不像冬天的風那樣的「風霜刀劍嚴相逼」，但也是有「倒春寒」傷人健康於無形的威力，只是春天風的「氣」不一樣而已。

癸卯兔年，立春當日，有春天的氣息，晚上下了雨，氣候醞釀著隔天鬧元宵佳節的雨滴氣氛。做實「有春風又化雨」的寫照。

聽著歌手吳青峰的歌聲〈起風了〉，彷彿讓人在風中漫步，想像風吹著蒲公英，讓那些輕靈飄絮的種子散播在大地上，感受春天又再次降臨。

有人說，春天是風的季節，看著旭日東昇的初生模樣，看著花苗爭相破土而出的崢嶸畫面，心情總有初生的喜悅。

有時候，可以感到春風拂面，楊柳飄的柔綿綿，也有時候卻是春寒料峭的冷洌與無情。春天處



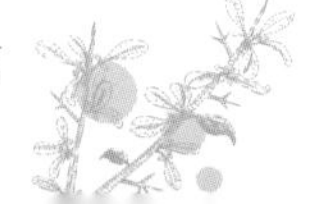

處充滿了生機，盎然生趣的綠意，是所謂「生發」的季節，讓人感到時時充滿了期待與希望。

「東風夜放花千樹」，看著元宵佳節天燈祈福的影片，想起小時候，春天放風箏的樂事，青澀少年天眞無邪的童趣。記得首次放風箏，就是飛高高的景象，面對同行的玩伴，當下有著不可一世的傲氣，原想自己也是一個放風箏的高手，讓風箏在空中自在飛翔，最後只因風箏放飛的太遠太遠了，一時半刻收不回來，看著日將西落，必須趕快回家，就帥氣十足的剪斷繩子，讓風箏放飛了自由，讓風箏到它想到的地方。後來時間到了秋高氣爽的時節，風又吹來，秋風是肅降的淸涼，放了幾次的風箏，卻沒有春天放風箏時隨風揚起的感覺，跑了兩三次的衝刺，風箏總是懶洋洋的落地，當下在同伴間少了一股意氣風發的模樣。小時候，不知道同樣是風，只因季節不同，放起風箏的感覺就會不一樣，怪著風箏不爭氣，也怪著自己放風箏技術的退步，而這小小心靈的疑惑直到自己念了中醫後，才深深的體會到「春生」風吹的魅力。

因爲阿是郎中來自風的故鄉，知道風的魅力更知道風對身體健康影響的威力。春天放風箏的風，輕輕柔柔，是可以高高揚起，那隨風飄動風箏，是不需要刻意去找有風的地方，因爲春風無處不在。

# 春養生──發芽的季節──生機

■癸卯年立春（正月十四）──下雨
■癸卯年元宵（正月十五）──燈會──東風夜放花千樹

春，風的季節──起風了

起風了，去有風的地方，講風的故事。這是這一講最主要的主題

這幾天相信大家都感受到了，天氣變化之大，很難想像。記得幾天前還是「大寒」的節氣，時間過了十五天之後就是「立春」的節氣。冬、春季節的交替，總是這樣無生無息的交班，雖然「立春」後氣溫一樣維持冬天低溫的氣息，但春天終究是春天，所以大家應該有感受到了一些春風，微妙得察覺到在元宵節那天也下了一點雨，所以西元二零二三年立春日後，就有「春風化雨」的感覺喔。

因為，有風就有風的故事



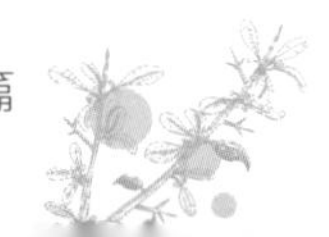

# 開講！

這是一個用傳統的中醫觀念，來教導大家如何去養生和促進身體健康的頻道，最主要的目的還是教大家早日達成「健康自由」的習慣，不要再麻煩藥物長期束縛的健康頻道。

其實天候有風、有雨、有寒，是難免的，因此常見肩頸僵硬、脖子酸痛、落枕、甚至感冒、咳嗽的人常常在春天出現，相信很多人都有遇到這些狀況，這都是「風」的威力，也是中醫把風邪當成「百病之長」的緣故。

先說一個特殊的案例：

一個六十歲出頭的阿伯，在西元二零二二年十二月的某一天工地督工時，突然出現右邊身體偏癱而倒下，緊急被同事送醫診治，最後診斷為「梗塞型中風」，住院一個月後出院，馬上就來中醫診所針灸，剛開始時每天坐計程車來針灸，治療情況都恢復的還不錯，直到「立春」前幾天，還是大寒節氣的時候天氣出現大太陽，讓人感覺氣溫一定很溫暖，大家都以為是溫暖的春天已經到來。

其實當時空氣中還瀰漫著一股陰寒的氣息，時間點上還在冬天大寒節氣裡，但是出現太陽他對氣溫偏低就更不以為意，一般人想法是，既然中風了，就要趕快去作復健，至少出外做些活動，以為這樣可以讓身體迅速恢復健康，所以自己帶著五歲孫子去戶外走動，結果才走沒多久，身體感受到一陣涼意，身體另一邊就因疼痛而無法動彈，匆匆結束戶外活動，

回家後腰就不能伸直，自己以為又再次中風，原先中風是左手左腳活動不方便，而這次是右

手無法上舉，因爲疼痛，他很緊張的認爲，是不是又要再次中風了？然後就跑過來跟我說：「他右手臂突然無法舉上來！請問，這是什麼原因？」此時看看他的穿著，一副就是春天到來的打扮和穿著，根本無視現在還是寒冷的「大寒」節氣，也忘了他是中風過的病人，他覺得目前身體恢復狀況比較好，又如同中風前喜歡跟出去到處的活動，沒想到這次卻造成他的另一手突然無法上舉，雖然很幸運他不是二次中風，但卻是另一種「中風」的疾病，也就是今天要講的主題，「中風邪。」

大家都知道中風是很可怕的疾病，中風跟新冠肺炎一樣，倘若用中醫的觀點來看，也可分輕、中、重症的差別，說到重症的中風邪病人，都牽涉到腦心血管問題，病邪來的兇猛傷害也比較深入，也來的迅速，大都因處置不得當，才出現偏癱的重症。若是稍微受到風邪的侵犯，而身體正氣充足，簡單的輕症受風邪就像手腳暫時不能活動自如、痳痳的情況，此時只要治療得當、處置得宜，身體是很容易就恢復了，但是沒有多少人有這種常識與體會，因此這次主題就是以這案例的調治心得的迴響來做個開頭。

先欣賞唐朝賀知章寫的應景詩詞：

「碧玉妝成一樹高，萬條垂下綠絲條；不知細葉誰裁出，二月春風似剪刀」。這首詩讓大家感受到形容春天景緻貼切美妙之外，也讓大家了解到春天到的感覺了。文中出現「二月春風似剪刀」，把由春風渾然天成而造就的剪刀形容成可以把樹葉裁成很細很細的樣子，雖然葉子的形狀本是天然形成，但賀知章借由春風來形容，說明春風也是有它可怕的一面，春風像剪刀也還是一把刀，一把無形的刀，它傷人於無形，風容易讓人們對它產生輕忽，因此還是要提醒大家還是要多多注意，防範「風邪」對人體的損傷。千萬不要以爲春天到了，氣候都會變美好，一切還是要小心爲上。

## 東方旭日初生——東方色青，屬木

春天是養生的季節，春天也是「生發」的季節，更是植物發芽的季節，大自然的各種萬物在春天時都充滿了蓬勃生機。

癸卯年「立春」是二月四日，那一天，天候是陰冷微雨，有春寒料峭的感覺，巧合的是隔天二月五日又是正月十五元宵節，當天也是個下雨的燈節，通常元宵節是農曆新年假期的最後一天，此時總有「東風夜放花千樹」過年繁華情景再度重現的感覺，畢竟新冠疫情，影響人們過節的低迷情緒也持續三年多了。這幾天從新聞中看到台南鹽水有放蜂炮的節慶習俗，滿天煙硝瀰漫爲了祈福消災厄，儀式感濃厚，但總有一些太過的人爲氣息，難免存在些傷害性的危險，希望大家體驗欣賞就好，不順要親自去感受參與。

春天是風的故鄉，因爲起風了。

一年四季都有風，這裏要強調每個季節的風，感覺都不太一樣，因爲每季的氣是不同的，所以感受也絕對不會一樣，同樣對人體傷害的程度也絕對不會一樣，有人說，「只要站在風口上，豬也能起飛。」想補充的是，必須也要選擇對的季節，如此豬才能眞正飛起。

春天在中醫的思維中，認爲是屬於在東方的方位，像每天旭日東昇一樣，充滿新的生機；東方在中醫裏又歸屬在肝臟腑中而且它的顏色是屬於青色屬木。大家都知道嫩綠的葉和新發芽植物都是青色的，春天被定義是跟春生的樹木屬性相類似，都是萬物要生長和發芽的時期，需要舒展和通暢。所以中醫認爲肝臟腑是屬於少陽一樣初生的情況，更如同春天一般，人體的肝膽經絡需要舒展調暢，不適宜壓抑和生悶氣，因爲春天是屬於孕育的季節，因此春天是要養生，反觀到人體就是要養肝，這是「天人合一」的中醫思想。所以季節輪迴到春天，人們就更適合養肝了。

大家都聽過「一年之計在於春，一日之計在於晨。」這句話。其實人一生最青春也最精華的時期也就是在青少年期，中醫強調春天是地球萬物生發的季節，「一年之計在於春」，也是說明一年之中，春天是最充滿生機的一個季節，而「一日之計在於晨」，是說早晨時是一天裡萬物蓄勢待發的時期，而春天也象徵是在一生中的青少年時期，此時的青少年也是青春正盛的發育期，大家除了要把握青春時光，也需要好好的呵護與保養，因爲青春就像一把剛拔出泥土的幼苗，是需要好好的愛惜與呵護，如同是馬上把剛點燃火的蠟燭，很快拿到屋外去，讓燭火直接面對風吹日曬雨淋一樣，如果眞這樣做，相信燭火很快就熄滅了，而萬物正要發育的生命也像燭火一樣迅速熄滅，身體是很快生病或枯萎沒了生氣。

# 風的故鄉

臺灣，風的故鄉，大家知道是新竹。風，其實一年四季都有，因爲春天是一年四季的開頭，當然也是風的故鄉，風的源頭。

當春天有風的時候，我們會趁著節慶時分「放風箏」、如元宵節「放天燈」，也都是在春天這個季節裏，印證古人是很有智慧的順應大自然而生活著。

風爲六氣之一，是中醫的說法，所謂的「六氣」是指風、寒、暑、濕、燥、火，這六種很自然的現象；倘若這六種現象來的太過度和頻繁，將對人類健康產生傷害，所以六氣變成「六淫」，又風爲六淫之首，所謂太過度的風，就成爲風邪，容易出現「風爲百病之長」，是很容易讓人在不經意之間就產生身體的不適。

風，風是一種大自然的現象，也是中醫認爲的風邪，打一比方說：「好人有時候也會做一些壞事，壞人有時候也會做些好事；這社會，並非好人都永遠只做好事，壞人永遠只做壞事，人世間沒有這種定律，大自然也一樣，風有徐徐的和風，也有狂暴的風，更何況風邪無色無味，總是傷人於無形，所以要大家注意春天的風也是會傷人，目的是要人們保持警惕心去防護它，預防它，不要以爲春風總是宜人，沒傷害性。

因爲在大自然裡，人類做不到眞正的「人定勝天」，人們不能說不喜歡風，就不要有風，畢竟呼風喚雨是魔幻的想像，自然現象是沒辦法掌控的，只能好好的去配合與應對。

講個小時候的自己的故事，前面也提到過，因為風在春天時對人的影響，真的很重要，所以再詳細的說一次這種風的故事。

民國六零年代，台灣春天來的時候，當時沒有3C電子遊戲產品，偶而放風箏是小時候常做的一種遊戲活動。自己第一次看別人在放風箏時，就覺得風箏飄在藍天中無憂無慮的搖曳，很是漂亮，心中總是充滿無限的憧憬與想望，期許自己有天也能放起高高的風箏，飛翔在天際之間。

記得第一次，自己把積累許久的零用錢，狠心的去雜貨店買一個風箏，然後就找了一片空曠之地，索性的放飛起風箏。風箏只是簡單的接上線，在春天的時候很快就飛上天，風箏可以飛的很高很遠，當時就覺得自己放風箏的技術怎麼那麼厲害啊，第一次放風箏就飛的這麼高，直覺自己應該是放風箏的天生好手。這感覺就像是一本書《追風箏的小孩》，這本書是寫在阿富汗故事，很是感人的，滿推薦大家有時間可以去體會異國不同文化的風情。

那時直覺自己應該是一個放風箏的高手，可是時間到了當年度的秋天時，想是閒來無事，也正是秋高氣爽的好天氣而且當下的風勢也吹的蠻大的樣子，想是可以輕鬆放飛風箏的好時節，結果事與願違，拿風箏助跑一陣子，還是飛不上來，試了幾次，一直都沒有放棄，很想讓風箏飛起來，可惜的是風箏始終沒有飛起來，期間偶而飛一下子也飛不高，總是迅速的就掉下來了；當下覺得很納悶，難道技術退步呢？一直想這是什麼原因？到了長大後，學了中醫再放風箏時，才知道放風箏能高飛跟節氣有密切關係，這才是天人合一的中醫觀念。

春天是「主生發」的季節，風箏怎麼放，甚至沒什麼風吹來，都可以輕鬆放飛起風箏的。

現在大家可以看到在世界各地的放風箏比賽活動，在疫情之前，這種活動幾乎都是在春天舉辦，很少有風箏比賽在秋天舉行的，若有也是不明白春天「主生發」的原理。

台灣每年春天在新竹，都有放風箏的活動。記得有一年，有一個風箏把三歲小孩捲起來而飛上天的，當下嚇到許多人，當時的季節是正是春天，就可明白春天「生發」的威力。

由此可見春天眞是「主生發」的季節，大自然中的春風，力道是往上的，因此風箏很快就飛起來。記得小米手機創辦人曾說過，「若是豬站在風口上，也可以飛上天」，個人以爲還需要考慮到只有是春天的風，才有這種威力啊！說到人體也是相同的道理，體內的熱氣、雜氣也積堵了一整個冬天，春天來時是一定要散發出來，身體才會健康，所以此時養生的方式，就是不壓抑內在生發的氣機，以免產生瘀滯賭塞的現象，有人受了風邪，就是要趕快把它排出身體外，感冒就好了，而不是把它壓抑，讓身體有醞釀更嚴重疾病的機會。

有風的地方，就有風的故事，這次主要講的主題是感冒。說到感冒大家對感冒都很熟悉，至少或多或少都體驗過，中醫認爲「風是百病之長」，可見很多疾病都是先從風邪開始的，當風寒侵入體內的時候，很像產生「鳩占鵲巢」的方式，身體被外邪佔據就會產生疾病的。

古人造字是很有智慧，風這字就是一個〈几加虫〉所形成，因爲古時沒有顯微鏡可以看見風裡有什麼細菌或病毒，風因此就被認爲是一種無形的邪氣，如果人只吹到風卻無緣無故生病，這就是風邪入侵造成感冒的現象。

看著點燃的蠟燭，燭火很容易受到肉眼看不到的風在吹拂，當看著蠟燭火擺動的影像，也很容易就知道風在從哪個方向吹，這就證明風的存在。

記得小時候的元宵節，小孩們會提燈籠到處遊行，那時自己最期待這種節日的到來，因爲常常遊行到一半路程時，蠟燭被風吹歪了或是需要換新蠟燭時，往往一不小心就會把燈籠燒掉，當初的燈籠是都是紙做的成品，很容易在風的吹撥助燃下就燒掉，眞的是滿有趣的童年回憶。

一般人們會感冒，需要外在的因素（如細菌、病毒、COVID19等等微生物），這些感染原的傳染還要有人體內在因素配合（如體質虛弱、心理恐懼悲傷）再加上身體原有舊疾等等因素的相互配合才會發病。

一個巴掌不會響。感染疾病不是媒體形容地那樣，一接觸感染原就會感染發病的那樣恐怖，一定要條件都具足才有確診的機會。可是自從新冠疫情以來，大家都覺得只要一不小心接觸到病毒，就會發病或是確診的，是不正確的觀念。其實這是一廂情願悲觀的想法，有人接觸到感染原也不一定會確診就是這個道理，通常發病還眞的需要靠體內疲弱的免疫體質和心理恐慌因素的共同配合，才能水到渠成的達成確診的基本要求。許多人如果覺得害怕，希望不要確診，反而更容易確診，因爲中醫認爲「心主神明」，換句話說就是「心想事成」，因爲心有所想，就是會吸引的去接觸到它，跟現在流行的「吸引力法則」相似的原理。

此外會讓人產生疾病的另一要素就是「不內外因」，意思就是排除內在因素與外在的因素等等因素之後，其它因爲意外車禍、蟲獸咬傷、房事過多、跌傷等等，也都是造成生病的因素之一，因此倘若要主動生病也不是很容易的事，因爲生病很難只有上述單一的因素就可達成的，就算眞的有，也是很少的案例，因此產生疾病眞的還是需要萬事俱備，才能造成疾病的產生。何況以現在的衛生條件來說，幾乎內因、外因與不內外因，多多少少都是要聚集在一起才能發生的。

春天的主題，離不開風或風邪，又「風爲百病之長」，意思是身體產生的疾病，很難脫離與風的關係。有句話，「萬惡淫爲首」，認爲淫念是萬事萬物的罪魁禍首；而中醫說的「風爲百病之長」，也跟前句話有異曲同工之妙，」意思是指「風邪」是百病之先兆，許多感冒、流感或其他大大小小產生的疾病，大都跟「風邪」脫離不了關係，像最近的疫情，若用中醫理論來解釋，就跟風邪大有關係。此外還有頭痛、三叉神經痛、顏面神經痲痹、嘔吐、腹瀉、肺炎、甚至嚴重的中風、腦心血管等等疾病，很多的疾病都能跟「風邪」扯上關係，因爲「風邪」這因素牽涉的層面太廣，再加上現代人對中醫認知疾病關念的薄弱，因此新產生令現代醫學，幾乎束手無策而窮於應付的新病源更是層出不窮的出現。

從簡單感冒來由說起，中醫認爲的感冒，它產生主因就是風邪，因爲古人看不到細菌、病毒，而感冒可能會有發燒、畏寒、咳嗽等等症狀出現，就連流感、新冠病毒也都涵蓋這些症狀了。因爲用西醫的治療理論方法，是要明確知道感染病原，才能對病種對症下藥，萬一是橫空出世的新病原就只能消極限制人類社交活動，如勤消毒、勤隔離、勤戴口罩等等方式，反而對病毒沒太大殺傷力的措施，都是對病毒嗜虐人體的方法一直束手無策的緣故。

若用中醫治療的觀點，根本不需要知道引起疾病的病原是什麼，一樣可以做到「藥到病除」，更何況這些剛發生的疾病所產生的初期症狀，往往不是一開始就是很嚴重的症狀，通常到重症也是要一段時間的醞釀。

疾病在人體內剛開始發展，像是開疆拓土般，慢慢的蠶食掠奪，要不是個人體質特異的問題使然，讓病菌衍生到沒辦法去處理它時，才會變成重症的。

病菌肆虐，是一年四季都會有適合它的情況出現，它們都會選擇最有利於群族衍生的時機來侵犯人類，我們又怎能因此而輕忽季節變化對身體的影響力呢！

順應時節來避免病菌上身是現代人類的短版，其中春天節氣就更讓人容易輕忽它的危害，畢竟經過一個「閉藏」的冬天，春天氣候變化又很大，忽冷忽熱的氣候，很容易讓人鬆懈或忽略它的嚴重性。

中醫治療因感染風邪疾病的方法，就是「扶正祛邪」，使用祛風解表藥就是讓中了風邪的身體也就是風邪跑到體內了，因此希望很快把風邪趕出體外，感冒就好了，這方法就是「開門逐寇」，而不是要搞的「魚死網破」一樣兩敗俱傷。疫情後人們才會想要與病毒共存，這想法不是落後中醫思維而有一大段差距嗎？

再說「關門逐寇」，如果壞人跑到屋內，人們關起門後再去對付它，這時候是不是雙方危險性都大增呢？中醫「開門逐寇」祛除外邪的方法，已經是溫和有效的方式，只是大家都漸漸捨棄它。

一般感冒症狀，有發燒、流鼻水、脖子痠痛、頭痛、鼻塞等等，這些症狀其實都是風邪引起的相關症狀，現在西醫把疾病分類的蠻細的，其意義不大，譬如兩軍作戰時，一定要問對方姓名才要動作一樣，沒意義。畢竟疾病症狀會因每個人體質的不同而出現差異的症狀，只要把病邪祛除體外就好，知道病菌是阿貓阿狗的，也就沒啥重要了。

我們再看這幾年來的新冠疫情，病毒名稱換了幾個又幾個，西醫一樣還是沒找到治療的有效方法。總結來說，我們要學著順應自然節氣的變化，加強自身應變環境的改變的適應能力，比「高築牆」的圍堵防範病菌入侵來的防疫措施還來的確實有效。

只要我們好好的去防範「風邪」入侵人體的機會，縱使再有新的病菌出限，這些問題都是一樣可以迎刃解決的，而不是只用口頭上跟它和平共存，用施打疫苗就可以改善疫情衍生的疾病。

這些年新冠疫情已經紛擾人類世界許久，相信大家都有感受體會，一些人爲的防疫措施，眞的沒有太特別的意義與效果，絕大部分只是增加恐慌與擾民而已。重點是要把新冠肺炎治好才是重中之重。

## 成語醫解

說「蠢蠢欲動」的新義。

通常看到「蠢」字，一個春字下再加上兩隻虫，蠻生動活潑的一個中國字。

蠢蠢欲動，感覺像一個瓶子裡面，放些美味食物，然後蓋上蓋子，食物掩蓋起來，但是春天一到，食物逐漸腐敗而衍生很多細菌、病毒，病菌趁著春天時節，都想要跑出來，「蠢蠢欲動」就是這個涵義；現在對「蠢蠢欲動」的解釋意思，「是說有人意圖危害作怪」，解釋意義就有很大不同，但至少蠢字不是底下加兩個夏喔。

其實春天經過立春、雨水、驚蟄等等節氣，一下又是風又是雨偶而又是雷，當然經過一個嚴冬蟄伏的萬物，都開始生發萌動因此「蠢蠢欲動」，感覺形容的很到位，更何況人類也是在這萬物之中的一分子，因此人類身體很多疾病，都是在晚上，尤其是睡覺時段，很容易疏忽保暖而產生，有人一覺醒來就打噴嚏、流鼻水、鼻塞甚至落枕、脖子僵硬、頭痛等等症狀，都是睡眠時著涼了，身體症狀都是提醒大家爲什麼清晨醒來會有這些症狀的原因。許多人，一夜好風吹，睡著時也不知道保暖，不小心就吹了風、受了寒，還不以爲意，只懷疑是不是枕頭或睡姿出現問題？

有人在睡覺的時候是很容易受風寒卻不自知，有人認爲睡覺時已有蓋棉被，其實當下都是穿著短袖、短褲，沒穿襪子只蓋著厚棉被，甚至用電熱、毯開暖氣的禦寒方式，這樣逆天行爲，是很容易受著涼的。更多人都信誓旦旦認爲睡覺時也都沒踢被子，其時熟睡時，身體藏在溫暖的被窩時，多少還是會去踢被子的啊。

# 節氣詩語

毛毛細雨紛紛飛，
灑弄了一季春水。
喚醒那凝冬涼冷，
迎接這冷春雨水……
一季的等待，
等待……
點滴雨水與節氣的相遇，
激起款款早春的嬌嫩欲滴。
想是，春意低吟。
卻是，呢喃風語。
春雨花紅：煙雨濛濛。
淋漓滴答眠欲醒，
春風多雨鬧今宵。
這春雨水最多想……

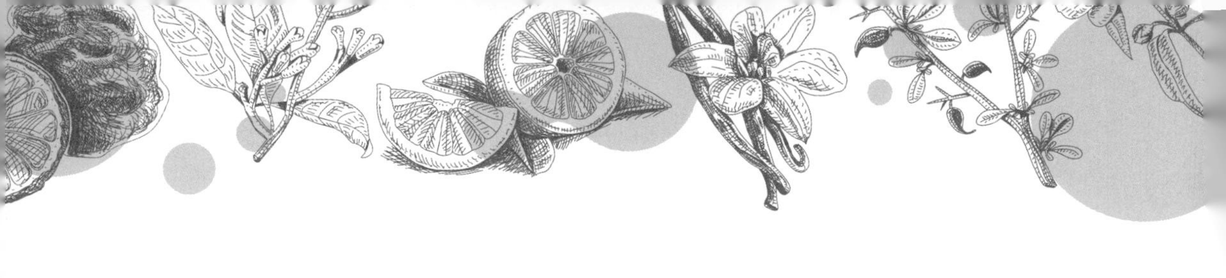

# 第三講　風在哪個方向吹？

立春，正月節。立，建始也，五行之氣，往者過，來者續，於此而春木之氣始至，故謂之立也。

——月令七十二月候集解

春天六個節氣，**1.立春** 2.雨水 3.驚蟄 4.春分 5.清明 6.穀雨

一候東風解凍，二候蟄蟲始振，**三候魚陟負冰**

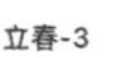


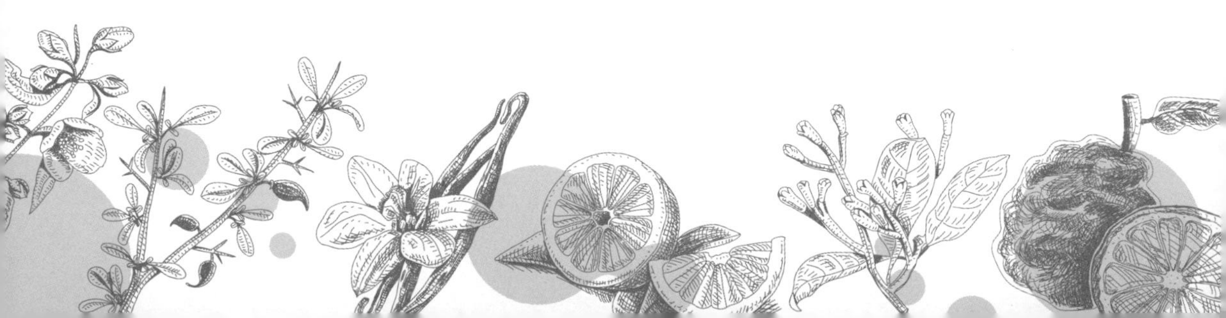

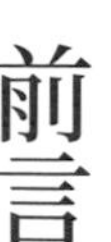

# 前言

春風柔，柔美浪漫，花開滿了人間。

春風邪，傷人於無形，輕則感冒，重則中風。毀了身體也毀了一個家庭，怎能不在意？

都說了四季都有風，唯獨春風最無情。春風偶爾獨自涼，爲何中風跟風有關？這是千古以來的常識，可惜的是，大家都被醫療科技所迷惑，一直把焦點目光轉移到高血壓與膽固醇上，讓大家深陷其中而無法理解中風因由而惶惶終日不安。

可曾想過嗎？爲何天天都吃降血壓藥，也天天都量血壓，怎麼還不能減少中風人數的每年遽升呢？如果血壓高是中風的罪魁禍首，那掌握了禍首——高血壓，又怎麼中風人數一樣在增加！

如果，知道中風的起因，是高血壓，那不幸中風後治療方法，應該要避免二次中風的出現啊！但事實證明，二次中風的人竟然也是層出不窮！

就算二次中風也避免了，但是中風後遺症，也是把中風病人轉換了一個不同的人生，如此又有幾人可以接受後半生身殘的下場？

這次，提供預防中風的觀念，也提供中風第一時間的自救方法。當中風命懸一線的當下，有人願意放手一博？還是寄望送到急診後的治療方式，再來期望醫師的妙手回春？

上次說了受風邪的輕症是感冒，這次，是講風邪重症——中風，對身體的影響。

「風吹飄飄楊柳絮」，中風時無法知道，風在哪個方向吹？首先讓大家感受一下春天的氣氛和



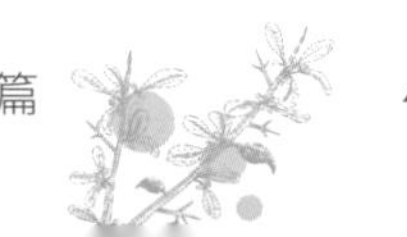

氛圍。這次主題是中風，是腦心血管疾病的殺手——中風。有人用西醫理論來思考中風是很難體會的，中風跟「風邪」又怎會牽扯上關係？若是以傳統中醫觀點來看，其實是有很密切的關係，這也是「阿是郎中」一直大聲疾呼，要重視節氣因素對人體健康影響很大的原因。

# 立春第三候

## ■春意勃發肝木應
## ■陽氣生發首養肝

時節走到立春三候，「魚陟負冰」。春天時我們要注重養生，關注「風」可能對人體的影響，也更要「養肝」。

說個故事。一位四十五歲左右的男性朋友，在新冠疫苗打了六劑後，連第七劑也已經預約好，正因爲身體一直說不上哪裡的不舒服，看西醫後直接判定是高血壓引起，必須開始服用降壓藥，因爲吃了降壓藥，身體還是不舒服，才勉強來看中醫。他應該是有聽我的勸說，就暫時不打第七劑，雖然打疫苗之後，身體開始有狀況，但他還是不覺得跟疫苗有任何關係，目前只有頭痛不舒服是最明顯的症狀，經過多種檢查之後，最後診斷是高血壓，就認定高血壓是他長期頭痛的原因。後來就是吃降血壓藥，吃降血壓藥後雖然血壓數值控制的很漂亮，但是身體還是說不出來的不舒服，因此西醫一直在調藥，想讓他能適應，最後聽朋友的介紹，才來看中醫，看中醫之後，我說一些中醫觀點後，他表示可以接受不吃西醫的降壓藥但是他還是不敢不量血壓？讓我無法清楚知道他的思維邏輯？

各位看官，如果是你遇到這種情況，會聽中醫的勸說，不要吃西藥、不要量血壓嗎？還是繼續量血壓，可以不吃西藥？還是兩種都做？或是兩種都不做？如果是你，又會怎麼去做抉擇呢？

「風爲百病之長」。其實一年四季都有風，風如果正常的在吹佛，就是和風；如不是風吹太過或者是在不對的時間有風吹的話，它便算是一種中醫認爲的邪氣。

風來來往往，有寒、有熱、有涼風、有熱風、有暖風、有冷風，爲什麼有人吹到風會感冒，有人吹風會造成比較嚴重的中風現象呢？

這正是這次要探討和說明的。風既然是百病之長，當然有造成重症——中風的機會，中風不會那樣單純的只是腦血管破裂或者堵塞這麼簡單的原因，通常這是一種事後諸葛的說法，但是卻被塑造成是造成中風的主因，又因爲「倖存者偏差」的觀念影響，這兩種因素都早已經造成中風的替罪羔羊。

爲什麼中風這麼可怕？除了影響個人身體的健康之外，家庭成員們也都會受到影響，因此中風重症是大家心頭上的一根刺。

雖然中風的現象與原因，甚至中風前兆或產生的後遺症，在西醫爲主導的教育下，觀念早已根深蒂固。但是如何去預防中風和中風時，第一時間的處理方法至關重要，千萬別以爲趕快送醫就了事。這裡就提供不同的方法，讓這疾病的傷害能所縮減到最小。

中風病是需要強調預防的，但以「順四時」的觀念最爲重要。一般普遍認爲量血壓方式、檢測膽固醇高低，可以預防中風，事實根本是無法預防的，但是很多人對此預防措施仍然深信不疑。其實心理建設才是基本的，如果整天活在血壓高低迷霧之中，天天擔心受怕，任誰也難保證絕對不會中風？很多人如常按時服藥，按時量血壓，迄今中風人數還是節節攀升，就是最佳的事實證明。

所以不只是中風，任何疾病產生時，心理眞建設眞的很重要，只要自己心理不認爲會好，疾病眞的就是很難好，就是很難在身上看到一些曙光。

因此想讓身體上的疾病趕快恢復原有榮光，自我心理建設絕對是重中之重，當然這是前提，再來就是預防和治療。

西醫認爲中風成因的說法就是高血壓、高膽固醇，造成腦血管破裂或堵塞所造成的現象，才叫中風。現在中風的症狀被說成是中風產生的結果，有點倒果爲因，因此高血壓、高膽固醇就變成，十惡不赦的中風罪人。

## 中風的官方說法

中醫講中風病，是用「肝陽上亢、痰迷心竅、肝風內動」的病機來解釋，一樣有提到風，就表示風邪是造成中風病因，大家可能覺得很玄妙，認爲沒有實證根據，因爲大家還是停留在眼見爲憑的境地。以下提供臨床上實際案例，用傳統中醫的觀點來讓大家知道實際原因。

產生中風的原因，是現在大家耳熟能詳的高血壓症、高膽固醇症所引起，這如何解釋？請大家思考一下，近年來，罹患中風的人數幾乎每年都是直線攀升，根本沒有下降的趨勢，然而每年高血壓的人數也是一直在攀升，既然都知道高血壓是造成中風的元凶，按時穩定在吃藥的人也不少，雖然得到高血壓的人數持續增加，也不敢不在吃降壓藥的情況下，爲什麼中風人數還是穩定在增加，這是從事實結果數據來探討的，這種官方說法的邏輯與數據顯示，根本在打實證醫學自己的臉，降血壓的西藥長期持續在吃並沒有讓中風人數逐漸減少啊！

如果眞的是高血壓的這原因，而造成中風這種疾病，那吃降血壓藥，至少可以保證不會中風才對啊，但是現實中，醫院中風人數依舊不減，尤其是乍冷還寒的春天季節裡，中風病人屢見不鮮，也屢創新高。

倘若有人身體會一時產生高血壓的情況，就表示當下身體的情況，是需要血壓高，而來維持身體上的需要，可是大家都不以爲然，甚至限制高血壓病人，不能吃太補的食物，因爲擔心會補到血壓產生更高血壓的現象。其實大家的擔心剛好適得其反，中風人數一樣在創新高，呼籲要按時吃降壓藥與量血壓的行爲都是一種心理安慰的作用而已。

三國時期關公的形象，忠肝義膽又紅光滿面，這是大家對他外貌的刻板印象。宋朝岳飛將軍有「怒髮衝冠」的形容，若用現代醫學觀點來說，應該都算是有高血壓的症狀，有很高中風的機會與風險在，但是各位看官可想想看，以上兩位將軍他們的死因是中風嗎？因爲在那個年代，是不吃降血壓藥的，可是他們兩位將軍擁有中風好發的條件下，反而是沒中風是被處死，結局不是令人唏噓嗎？再回顧世界上一些名人，有哪些人是因爲高血壓而產生中風的？有也是屈指可數，因爲很少聽到這種報導，因爲知道高血壓症就會遵照醫囑，吃降血壓藥，但是每天按時吃降血壓藥有減少中風的產生嗎？這裡要強調的是，血壓高高低低眞的不是產生中風的主要殺手，很多人被西醫宣判說有高血壓症，然後長期按時服藥，數據控制都很漂亮，但是絕不保證不會中風吧！就像新冠疫情一樣，很多人認爲打疫苗就可免確診，後來證明疫情一樣蔓延，確診人數節節攀升。最後結局是保險公司慘賠，人民確診數增加，是雙輸收；同樣道理，按時吃降血壓藥，不保證一定不會中風，如果敢保證，建議有高血壓的人可以眞的持續吃，長期吃一輩子藥都沒關係，但西醫眞的敢保證嗎？

此外中風另一代罪羔羊，是高膽固醇症，它是製造身體荷爾蒙的一種很重要的物質，如果眞的太沒用，只要不吃有含高膽固醇的食物就好了，何必吃降膽固醇藥然後再來補充其它荷爾蒙，感覺是多此一舉，其實西醫眞的一直教人類在做同樣的事，吃抗生素後再來吃益生菌，先殺光體內有益菌，在來補充外來益生菌！眞的是好奇怪的邏輯，但是大家依舊樂此不疲。

同樣道理，倘若膽固醇數值降到安全值內，就保證百分百不會產生血液堵塞了嗎？西醫敢做這種保證嗎？如果眞的是這樣的話，那中風的病人應該不會再增加了，但爲何結果不是如大家所預期的結果呢？

高血壓和高膽固醇早已經是造成中風的罪魁禍首，大家也都深信這種說法，只知道拼命的吃降血壓、降膽固醇藥，結果這血壓、膽固醇降了之後，多少會產生另外其他不利身體健康的因素，甚至造成低血壓反而產生中風的情況也大有人在。身體健康是需要自我察覺，而不是被動依賴藥物或檢測的幫忙，這無異於是緣木求魚的方式。

中風眞的不是只有血壓高、膽固醇高這麼單純的原因，有很多人陷落在這種迷失之中，一直糾結在血壓高低與否，甚至心情一直在血壓高低之間起伏，眞的沒有太大的意義，只有像「溫水煮青蛙」的安慰效果而已。

身體的健康好壞，與爭辯吃藥和量血壓與否無關，因爲這種行爲眞的沒辦法減少任何中風的機會，人們眞正要知道的是中風產生原因，而不是依賴長期吃藥就認爲身體可以很健康。

阿是郎中根據幾十年的臨床經驗，領悟到中風跟風邪有極大關係，這是一句很重要的話。記得幾年前的前行政院長——孫運璿先生，應該有固定身體健康檢查，可是健康檢查卻無法避免讓他不要中風，因而錯失當國家總統的機會。

本來是呼聲最高的蔣經國時代總統的接班人，只因中風，整個政治生命也就從此結束，他在中風前也是日理萬機，一直很辛勞，他也有專屬的醫療團隊，每天量血壓已是例行公事，連吃降血壓藥也是日常必備，但是這些例行公事下的舉措並沒有避免他不中風啊！

而且他中風後的西醫治療下，也沒恢復原來的樣子，而就此終老，讓人不甚唏噓，於國於民眞是蠻可惜的一件事。

再來就是傳統中醫對中風的觀點看法，就跟外邪六淫密切相關。通常疾病產生一定有外因、內因等因素相配合才能形成的，俗話說：「一個巴掌不會響」，不可能只因單純血壓高就會中風，畢竟人是沒有那麼脆弱，如果眞是這樣，那全世界被宣布有高血壓症的人，不就天天都必須提心吊膽的擔心會中風？

如同這幾年來的疫情，專家都認爲covid病毒是造成疫情的元凶，也是造成新冠肺炎最主要的原因，但是身體如果有免疫力，病毒根本很難去侵犯身體而產生確診。當時，英國有做人體實驗，方法就是找一百人，把新冠病毒注射到這些健康人的體內，然後再觀察，結果發現其中有三十幾人沒有被感染，從這實驗結果就可以了解到，不是只有病毒存在體內就會產生確診，自身也要配合創造成病毒喜歡寄宿的環境，才有可能產生確診。

## 阿是郎中觀點

中風是以風寒因素占最大宗，尤其是冬春寒冷的季節最多見，這年代許多人喜歡衣不避體，時尚流行成爲穿衣服的最主要目的，穿衣保暖不再是重點，只顧穿厚重衣物來掩蓋身體重點部位，身體其他地方遮蔽就不管了，因此留下讓風寒入侵的突破口：此外人體內在因素，多半以自身肝腎臟腑受損的爲最多數，所以老人家年紀大的，中風比較多也就是這道理。

個人覺得，「自身能量不足」是最主要的原因之一，因爲抵禦外邪的警覺性都降低了，可惜大家在西醫體制教育下，根本不自覺，不覺得中風與受風寒有什麼關係？其實一年四季物中「冬養藏、春養生」若不徹底，是很容易製造疾病上身的機會。

有人會說冬天「養藏」，只要把自己「藏」的很好，爲什麼還被說「養藏」的不徹底？這就像是捉迷藏遊戲，躲得不好時，是很容易被抓到，也就是自己藏的不夠好，不是自己認爲藏的好，就天衣無縫，無懈可擊。有朋友說：冬天「養藏」時，都藏的很好。但是冬天還是天天洗澡，洗澡也是降低「養藏」的方式，不要以爲洗熱水澡很溫暖就很安全，風寒邪氣是隨時在旁伺候，一不小心就很可能被風寒邪氣有可趁之機了。

這都是讓自己暴露在無形寒風之中，而讓病邪入侵的機會大增，畢竟天天洗澡，只是天天給病邪製造機會，現在人的一些衛生觀念，是在增加自己暴露在受邪的風險中而不自知。古時候，連萬人之上的皇帝，那麼富可敵國也不可能做到天天泡湯洗澡吧！

現在社會，科技製造許多方便，浴室裡面有暖氣，本來洗澡有增加受寒的機會都不以爲意，其實這都是「養藏」不夠徹底而容易招引邪氣上身的原因。有人，甚至衣服的穿著，好像只剩下「養眼」的功能，禦寒保暖的功用已經不再是重要考量，常看到有人，在冬天時候戴帽子，身上套著大衣，體內卻穿薄薄的襯衫，甚至褲子上還挖幾個破洞。雖然天氣很冷，也大都說穿的很溫暖。這都是「養藏」不確實的地方，例子多到不勝枚舉，也有人在生病後，還大聲疾呼，自己都很重視養生啊！身體都已受風寒，還不知原因。

其實有些中風的中醫治療方式，若能落實於大衆，療效應該不輸西醫的治療，恢復也應可大於預期。通常中風時，家人可能是第一時間發現的，千萬別以爲盡快送醫就安全了，這裡建議先用中醫的方法處理再送醫，最終結果可能就是天差地別。大部分人中風後，家人最常見的做法就是打急救電話，叫救護車送醫院去急救，但是急救的速度在怎麼快，至少是半個小時以上的時間差，畢竟中風病人的救治黃金期十分重要，雖然「遠水救不了近火」，但此時此刻最建議的做法就是——放血！十指放血，條件允許後再來就是針或灸，最後才是送醫治療。關於中風時第一時間放血，大家都略有耳聞，而且負面聲量還居高不下，甚至一些現代中醫師也是採取跟西醫一樣的觀點，讓人不得搖頭嘆息！他們「打著紅旗反紅旗」，大都不建議私底下放血，不知是擔心療效太好會搶了西醫的風采，還是根本對中醫的信心底氣不足？中風是緊急狀況的時候，當然需要霹靂手段，身爲中醫師還叫人家不要放血？難道送急診就可以讓中風的情況百分百恢復嗎？

中風後此時就是要看個人中醫觀念的修維，一旦面臨抉擇，才可從容不迫的應對。譬如網路上可看到一個在幾年前的中醫師自己中風時的現身說法視頻。他最初是在上班前覺得自己頭很痛，極端不舒服，當下意識到可能是中風了，他就把隨身攜帶的針灸針拿出來，直接往頭痛的地方扎下去，結果預後超乎意外的好，甚至還上節目現身說法，慶幸自己是中醫師，要是一般民衆，就走上中風後遺症的不歸路了。所以如果有人眞的是中風的話，相信誰都希望能像他有這種恢復正常的方式吧！

倘若眞的不幸中風後，「阿是郎中」覺得第一時間下，當然建議能放血就放血，當下中風的情況已經是最糟的結果了，若還在擔心、害怕會更嚴重或延誤病情，是沒有任何幫助的，當命懸一線時，只是在手指頭放點血，可以讓中風情況恢復到原有的狀況的機會，何樂而不爲呢？雖然這個說法可能會飽受批評，也沒多少人會相信，但是結果是好是壞，身體都得自己承受。

中風第一時間放血，在中醫學理上絕對有其依據在，不知道是大家的漠視或輕忽，放血行爲還是一種不上抬面的雕蟲小技而已。

## 簡單的介紹十宣穴

十宣穴是在十隻手指頭，指腹的頂點，每個人都有。它像是水壩的宣洩口，適當的宣洩，是可避免整個水壩的崩裂，也像壓力鍋，是要讓氣體宣洩出去，才能避免炸鍋。

現在所謂的專家，堅持檢查出到底中風是梗塞或是出血型的才能進一步治療，如此反而是有點延誤黃金治療期，畢竟人命關天，生命的流失與健康好壞，就決定在這黃金時間呢！難道結果只能端看檢察後的取捨嗎？

有中醫師也強調中風患者，在治療前要先了解病人中風時，是脫症還是閉症，才能進一步治療，這種說法跟西醫幾乎是如出一轍，救急爭取的就是那一點黃金時刻，心理猶豫是有可能萬劫不復的。

再來就是說一些見證的實際歷史，在臨床案例中看到中醫介入中風治療的時間，通常是能越快恢復就越好，但是現在治療中風的醫療流程，都是西醫方面十分不願意中醫在第一時間內介入，而是要在他們治療一段時間後，才允許中醫介入，這樣對中風病人的恢復是打了很多折扣的。

曾經看過中風病人在西醫覺得已經不需要再住院治療後，認爲可以復健的時候，才讓他們去中醫接受針灸治療。也有病人家屬送中風病人來針灸時，強調西醫醫囑限制中風病人吃活血中藥治療，否則不想接受中醫後續的治療。阿是郎中感覺就很納悶，既然要來看中醫，還帶著西醫的醫囑，好指導中醫不許用活血的藥，如此行徑，找中醫治療的意義又何在呢？

近來看些因爲天氣寒冷而中風的病人，其中一人在出院後，馬上就來徵求針灸治療，短時間內因爲復健科有太多人要需要復健治療的，剛好陰錯陽差的先來接受中醫治療，結果在天天來針灸期間，身體恢復迅速，不到一個月的時間就看不出像是中過風的模樣，西醫回診時也覺得很意外，後來也不用回去復健，直接用中醫的方式治療，很快的就回工作崗位上班了。

這特殊病人，眞的是讓很多中風病友刮目相看，在針灸的期間，剛開始時還是有配合吃西藥，因爲他是栓塞型的中風，吃抗凝血的西藥，但是每天針灸的情況下，還是恢復很慢，中風的一側手腳還是沒什麼力氣？後來建議他只吃中藥，配合針灸，完全排除西醫介入然後就進步神速了。

又有一次，天氣氣溫不低的時候，他外出活動，但衣服穿著很單薄，不怕冷是他的口頭禪，結果天氣突然變冷，馬上腰部疼痛、非中風的手也痛起來，他嚇了一大跳，以爲是二次中風，趕快來看診。可見中風後的病人眞的不是不怕冷，而是身體對冷熱感覺沒有以往靈敏，因此很快受風寒而產生疼痛，當然後來也是用針灸幫他恢復的。

另外還遇過病人本來中風後行動還完善，一旦就醫看完西醫或是動完開腦手術，短短一個月時間，就變成偏癱無法行動，阿是郎中特地去病房，幫他針灸針後馬上偏癱手就可以舉起來，結果家屬卻說那是剛好而已。不過，沒關係。這種情況見多了也見怪不怪了，後來他聽從西醫講法，醫院不建議外院中醫去幫他針灸，然後就放棄了中醫的治療，完全採用西醫的方法，過了很多年還是一樣行動不方便。

這裡要強調的是，針灸越快介入中風的治療，真的可以恢復的很好，甚至有人在中醫治療後，看不出有中風過的現象，但是看另一例子，使用西醫治療中風並接受復健治療一兩年之久，還是一眼就可以看出是中風病人，這是中、西治療後的事實比較，讓大家做些對照參考。

## 成語醫解——「運斤成風」的故事

它是〈莊子〉寫的一個故事。有一天，莊子去幫朋友送葬的時候，途中經過惠子的墳墓，惠子跟莊子算是亦師亦敵亦友的好搭擋，他們常在一起辯論，而這次莊子若有所失的樣子，就跟他身旁的學生講了一個故事。

說從前有個石匠，他有個合作無間的默契夥伴，是個搬石頭的工人，有一天那搬石頭哥，不小心把那石灰泥，噴到鼻尖上，灰泥是薄薄的一片，像那蟬翼翅膀一樣薄，他們看一看後，彼此心領神會的點頭示意，石頭哥就請石匠幫他清理他鼻上的石灰泥，突然那石匠就迅速拿起斧頭，很快的在石頭哥鼻頭揮一下，然後鼻頭上的泥灰，很快的就被清掉。所謂的「運斤成風」就是用一把很大的斧頭，在鼻頭上輕輕的一揮，就輕易地把那一層灰去去掉了。

後來宋元君聽到有這麼厲害的人，還有高超技術時，就想召見此石匠，也想在他自己身上這樣試試，但是那個石匠卻說，他已經再也做不到這樣的技術，因爲跟他配合有默契的搬石頭哥已經往生，從此以後這項絕技算是失傳了。莊子的好朋友惠子死了，他也覺得很失落，跟石匠一樣再沒有人搭檔，可以跟他一起旗鼓相當的辯論。這裏借用這典故，強調彼此信任很重要，倘若用在醫療上也是這種道理。

病人相信醫生的治療，眞的很重要。不要看中醫時，就認爲需要試試醫生的功力如何？抱持不配合或懷疑的心態就醫，就算醫生診斷治療很精準，相信療效也是會大打折扣的，這就是不信任醫師的現象。現在有很多人看中醫，多半也帶著試試看的心態，其療效果都不會太好的，跟「運斤成風」的道理是一樣。

所以看病時，選擇中醫或西醫都沒關係，但彼此之間的醫病關係與彼此信任就眞的很重要。

以上是中風主題，希望大家都能從中體會到新意也能因此受益。其實現代人對醫療觀念與救護都很籠統與模糊，期望不要把自身健康都寄託在醫療檢測與數據上，也不要自認有按時服藥，身體就會一直很健康，就認爲永遠不會中風，最後還是請大家，試著感受四時節氣對身體的影響，如此才能健康快樂過一生。

## 節氣詩語

好春憑花，送來人間芳。
娉婷華彩蝶舞飛，
絢爛光照耀初春。
是誰撩撥那一地葉落？
灑滿了片片丹黃狼藉。
以為春意有新愁，
卻是新芽換舊枝。
是模糊視界定格了時光，
是一抹微笑驚豔了春光。
想是……
對青春的思念，
永駐春上人間。

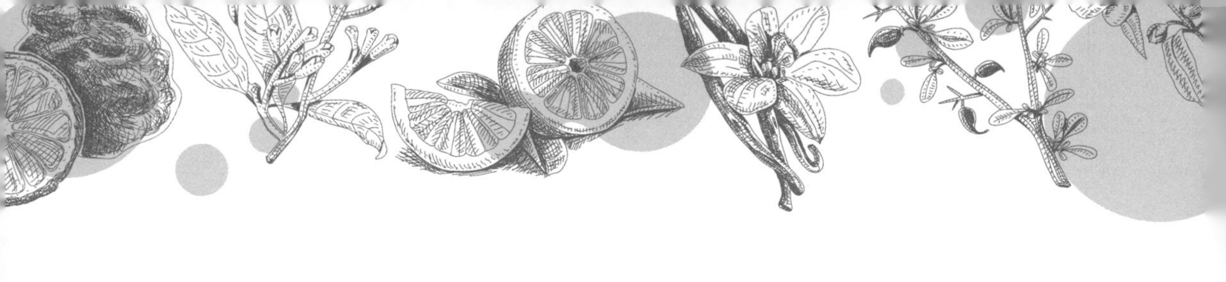

# 第四講　風生雨水起，然後呢？

雨水，正月中。天一生水，春始屬木，然生木者，必水也，故立春後繼之雨水，且東風既解凍，則散而為雨水矣。

——月令七十二月候集解

春天六個節氣，1. 立春 **2. 雨水** 3. 驚蟄 4. 春分 5. 清明 6. 穀雨

一候獺祭魚，二候鴻雁來，三候草木萌動

雨水1

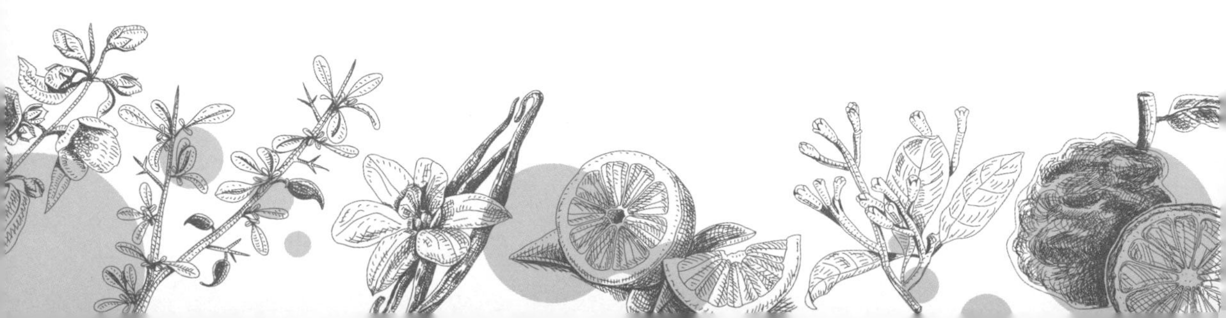

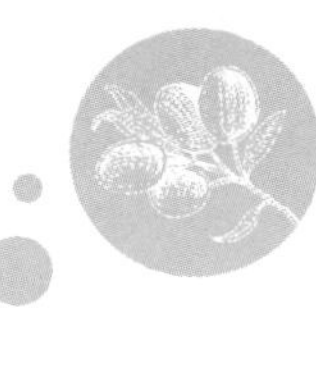

# 前言

大家都聽過「風生水起好運來」這句話！「風」在中醫的觀點是種扮演正邪雙方面都有的角色，更何況先是「好風憑借力」，再來就是憑「雨水」而上青雲。這一講繼續進行「風邪重症」觀念的分享。

首先分享齊桓公稱霸春秋的故事，主要是體悟到很多疾病與人的心思有密切相關，也證明了心病還是要心藥醫。

補充說明，中風發生的前兆，除了關注自身血壓高低之外，大自然風邪與氣溫等等外在因素也是影響中風與否的關鍵因素之一，不能忽略抹煞！

通常中風後，氣血相對減少，調治重點也不能只有單一肢體或語言復健方法，建議把中醫針灸列為重點治療項目，才有造福人群的意義。

我們都想要健康自由，都不想失魂落魄，只要保證氣血充足，身體健康就可以隨心所欲，不逾矩喔。阿是郎中歡迎大家來聽講！

西元二千零二三年「雨水」節氣是從二月十九日到三月五日。

一年有二十四節氣，一節氣有三候，一候有五天，因此雨水第一候就是「獺祭魚」。表示天候到「雨水」此時，水獺從冬天遠離之後候慢慢地出現，讓人們發現牠們出現的時間。水獺把捕獲的魚，放在岸邊上曬太陽，好像是人類祭奠儀式一般，蠻有趣的一種自然生態現象，只要看到寒冷冬天結束後，水獺又出現在自然界中，就知道春天「雨水」節氣已然到來。

立春時，春風吹起，象徵萬物都甦醒了，隨著時間推移，慢慢走到「雨水」節氣，這樣兩個節氣接連到來，這就是「風生水起好運來」地最佳註解，象徵著大地回春，欣欣向榮的春天開始到來。

事間萬物，此時都是往新的、好的，向上的方向開始發展，春天「主生發」也是這種涵義。

《莊子達生篇》裡的一個故事，感覺跟「雨水」節氣和春天的味道有點相關連，有些心得跟各位分享。話說，有一天齊桓公跟管仲一起外出去打獵，打獵過程中，齊桓公在森林間看到一個有雙頭，但身體是一條像蛇的鬼，他覺得很恐怖，然後問問身旁管仲，說：「你有沒有看見一個鬼」？管仲跟他說沒有啊！我們都沒有看見啊。

自從齊桓公那一次見鬼後，回家就開始感到身體不舒服而且一病不起，更不能上朝辦公。幾天後，皇子告敖就跟齊桓公說：大王是自己嚇自己，因爲通常會看到鬼的人都是精力不足，氣力虛弱，容易引邪上身，套一句現在的話，就是中邪所造成的現象，但是齊桓公不接受這個說辭。幾天後他再問說：「這個世界上眞的會有鬼嗎？」

這次皇子告敖就順著他的話說：「有啊，到處都有鬼，天上有天上的鬼，地上有地上的鬼，到處都有他各自的鬼；像大王在森林裡面看到的這種雙頭鬼，也是其中之一。」

「你說的是眞的，是眞有鬼喔？」齊桓公反問。

「那我相信我所看到的」，齊桓公自言自語的說。

因爲皇子告敖跟齊桓公說：「如果有人看到這種雙頭鬼，就很有可能讓大王稱霸一方，就是讓大王您的勢力可以更強大啊。」

齊桓公聽著時，一邊說對，一邊點頭。

很快地齊桓公的心病就好了。

最後齊桓公果然稱霸一方，成爲春秋五霸之一。

看了這故事的心得是，有人總有些心病，喜歡自己編寫劇本，跟齊桓公一樣，都「心想事成」，都成心病，久而久之就變成眞的了。

其實齊桓公根本沒有病，只是在找一個藉口，因爲他一直想要稱霸整個春秋，所以就算有沒看到鬼，心理也會這樣想，越想身體當然越來越不好，他底下官員只好順著他心理所想的，先讓他完成自己的心願。現在人也是有些心病，也是一直再製造心病，所以「心病要心藥醫」，也是有它的道理。

上一講說到，春天氣候多變，有中風的風險，這次再精簡補充中風前後的中醫處置方法。

有人問說：「中風前會出現什麼先兆嗎？」

前兆的現象有，本來講話是順順的，突然變得言語不清，像大舌頭一樣不流利也可能出現身體一邊手腳麻木，活動變的不靈活，另外臉部表情僵硬歪斜，嚴重的就會出現當下昏迷不醒等等前兆。

目前急救方法，都是身旁家屬打急救電話，呼叫救護車。此時依照中醫的思維來說，救命如救火，會先建議家屬立即在十根手指頭上放血，這對中風病人創造一個疏緩腦部壓力的環境，至少在等待救護車來臨前，試著放血，一定有不同只等現今醫療救護下，不一樣的結果，因爲中風患者放血跟不放血，事後效果的顯現，是有天差地別的效果。

再次強調。只要自覺有中風前兆的現象，自己放血就會改善很多，當然如果不相信中醫，那中風後的造化都是病人自己要承受的，這是一輩子的事，眞的不容輕忽。

這裡依舊強調，不要只把中風的原因與焦點，都只關注血壓和膽固醇數值的高低就可以，事實上，中風還是有其他因素加總所造成的疾病，也是「阿是郎中」在春風吹又生的季節中，大聲疾呼的緣故，這是「阿是郎中」臨床經驗得來的體會，希望大家能了解與運用。

再來說明的是，中風後治療的重點方向，現在主流醫學，對中風後病人處治的標準流程，第一個就是復健治療。讓病人在中風後有種重生的希望，因此醫院復健科部門幾乎都大排長龍，但似乎只是消磨時光。「阿是郎中」積極建議儘快接受針灸治療，甚至越早讓中醫介入治療，恢復程度一定比單純復健來的要好。

中風後是一種缺少氣血的現象，換句話說此時自身免疫力也降低，當然容易招至外來邪氣的入侵。中醫認爲，一個人，有精氣神十足的元氣，是不容易生病的，有一句成語叫做「精氣十足」，也是這個道理。人的神氣，包含所謂的「三魂七魄」，三加七就是十分的神氣，所以中風後的偏癱現象就是人身少了一半的體氣，出現身體一邊不聽自己意識的使喚，這裡再用數學公式來說明。一半的神氣就等於三魂加七魄都少一半，身體可能因飲食、生活作息改變，而讓身體原本十分的神氣，變成兩魂三魄或者一魂四魄或者甚至是三魂完全沒有，只剩下兩魄的人，這樣就是行屍走肉或是植物人狀態了。

所以少了一半元氣的人，就會產生中風身體偏癱的情況，身體的神和魂魄，因中風失去的越多，癒後效果就越差，因此中風後的治療重點，就該盡量維持身體所剩不多的元氣，可惜現今主流醫學只注意中風後的預防，對中風後元氣的保存根本不重視，因此中風後才恢復的差強人意。

中醫有「肝藏魂、肺藏魄」的說法，中風的人就是少了至少一半的魂與魄，這些缺少的魂魄，是影響中風病人作息與行度不利索的元兇，因此一般生活起居、睡眠精神意識等等方面都倍受影響。

通常一個人失魂落魄時，應該就沒剩多少精、氣、神，因爲少了一些魂魄與神氣。有時候與人碰面，看到彼此就會問候：「今天精神好不好？」都是在了解精、氣、神。這不是一種很玄的現象，而是種很實際的問候語，早已經容入日常生活之中。

中醫有一個治療中風後的方劑，『補陽還五湯』，此藥方最主要作用，是在調補中風後流失的精氣，因此黃耆用的是方中最多劑量的藥材，目的不言而喻，就是要補流失掉的氣。

「阿是郎中」不認爲大家只關注高血壓、膽固醇數值的高低，對預防中風會有什麼療效，而是認爲中風的原因複雜，它不單只因血壓高、膽固醇高才造成的疾病，它還需要六淫邪氣等等因素的配合，再加上自己身體虛實的狀況才會發生，中醫說「正氣存內，邪不可干」和《黃帝內經》有提到的「風雨寒熱不得虛，邪不能獨傷人」都是這種道理，也是「人必自侮而後人侮之」的另種說明。

以上是文言文來述說，白話文的意思就是：「自己身體如果沒有具備虛弱的條件，這些風、雨、寒、熱等外在邪氣，是沒辦法入侵入人體的，也就是自己身子虛弱，才讓病菌邪氣有可趁之機。

另外《傷寒論》這本書，也有提到「虛邪不能獨傷人，必因身形之虛而後克之」也是這種道理。

所以生活日常中外在六淫邪氣（病菌）加上身體上的虛弱就很容易讓疾病上身，因此千萬不要認爲身體好好的不虛弱，也只認爲有吃降血壓藥、降膽固醇藥，就以爲中風永遠不上身，有時候這些藥物也是造成身體虛弱的原因，再加上自己本身沒有太多抵抗疾病的能力，因此只要配合上天氣的變化，身體一不小心，就很容易中風和得到其他疾病。

「阿是郎中」用意就是要提醒大家注意，造成中風的因素有很多，不是只要關注高血壓、高膽固醇就可以。再來就講復健治療的「阿是郎中」觀點，通常中風的人氣血，都少了一半多，身子其實很虛弱，這也是爲何生病時，身體需要有段恢復的時間，也是「養病」說法的由來。

中風後，不管是病人還是家屬，甚至是一些醫師，都建議病人要趕快復健治療，導致中風後的醫院裡的復健部門門庭若市，除了要排隊等候之外，還要預約，不是病人隨時想復健就可以復健的到的，產生中風後好像唯有復健一途可循，通常復健的畫面，就是一些生病的人，集中一起做體操的概念的景象而已。

阿是郎中反而認爲沒有排到復健治療是有「燒好香」的概念，至少提供中風病人更多修養的時間，是蠻大的好處，也避免趕鴨子上架的窘境。再來針對「復健」的意思，用說文解釋的方式說明，「健」，就是「強而有力」的意思。復健意思是希望身體恢復健康有力的狀態，一般都抱持著要盡快恢復中風前的狀況，所以都急著想要趕快去復健，其實此時，身體都還很虛弱，家屬還急著叫病人出去做復健的運動，美其言是鼓勵身體恢復，但這些復健行爲，都是在消耗身體上的所剩不多的元氣，就像手機一樣開著、放著也是在耗電，如此方法，當然對身體恢復的效果打上折扣，也無異於雪上加霜。

中風後的病人，額外做運動，都已經很吃力，還鼓勵多復健運動，只會讓身體能量消耗的更多，就像手機一樣，使用的越快、滑的越多當然是越快沒電，有種「欲速則不達」的現象。

這時候別以爲身體能量是可以無限使用的，像智慧手機，使用越多，電就消耗更多、更快，手機不會自己產生電能的，都是要充電來補充。

另外「健」就是「強而有力」的意思，「康」就是「通暢」，康莊大道也是交通通暢的意思，當身體經絡、血管都通暢無阻，此時身體就算是很健康，而身體健康時，就如孔子所說的一句名言：「隨心所欲，不逾矩」，心裡快樂也是很自然的現象。

本來身體健康是不需要依靠任何藥物，而長期服用的，但是大家都已經養成，把吃藥當成是保養身體很自然的事，這就是偏差的健康觀念，深深影響健康身體的原因所在。像很多上了年紀的人，全身都已經有許多慢性病，長期靠吃藥在過日子，這些都不算是已經養成「健康自由」，讓身體健康被藥物時時綁架著，因此想要達到隨心所欲的健康自由，就要做到不需要天天受藥物的控制，所以「健康自由」是在喚醒自己身體感知的能力，這是很重要的觀念。

請大家再想想，倘若一個有中風前兆的人，自己的感覺會比較迅速呢？還是量血壓來判斷來的比較快呢？當然答案是顯而易見，因爲自己身體會用症狀在第一時間告訴你，身體有不對的狀況，這才是面對疾病的正確態度啊！

量血壓是測量血壓的方式，速度比不上身體瞬間的感受，更何況量血壓沒有任何治療的效果，所以身體健康不是用檢查而得到的，畢竟檢查的數據只能參考，因爲它沒辦法促進健康，更何況「健康自由」的代價，根本不需要依賴藥物或檢查數據就能獲得的，想要「健康自由」，就必須要「順四時、節飲食」，只要做到這個標準，「健康自由」才能實現。

### 成語醫解——失魂落魄

有人失戀或丟失心愛物件等等，會產生「失魂落魄」的現象，整天看起來毫無生氣精神也無精打采的樣子，感覺像是心理問題，但更像是種疾病；中風病人，通常行動都不太利索，也丟失一些魂魄與元氣。這道理跟中醫認爲「心藏神、肝藏魂、肺藏魄、脾藏意、腎藏志」的說法不謀而合，因爲中風就是身體少了至少一半的神、魂、意、魄、志的元氣，當然體力就跟不上正常人。

所以中風後除了要預防更要治療，除了護衛元氣，避免再流失很重要之外，尤其是在中風之後的恢復元氣，才是上上之策，不然就跟「失魂落魄」一樣。

## 節氣詩語

天空有個維度，
等不到雨下的烏雲。
心裡有個深度，
聽不到雨下的聲音。
風吹著吹……
吹皺一池的春水。
酒喝著喝……
喝了一夜的薰醉。
眼前撩亂的朦朧，
寫就歲月的痕跡。



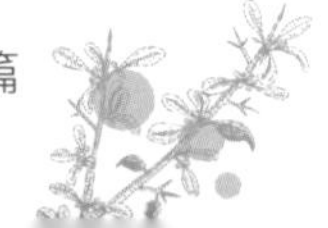

也許是時間的魔力，
醞釀著酒醉的濃度。
沉浸在心頭，
漫漫的淘洗，
緩緩的浪漫，
微微的涼意，
本該……
雨水點綴風雲，
輪替一年又一年的洗禮、
讓怒放的心花朵朵開放。
結果……
癸卯年的雨水，
下在心頭集水池上！
細數著過往的點滴，
想像著迷璃雨滴光。

# 仲春章

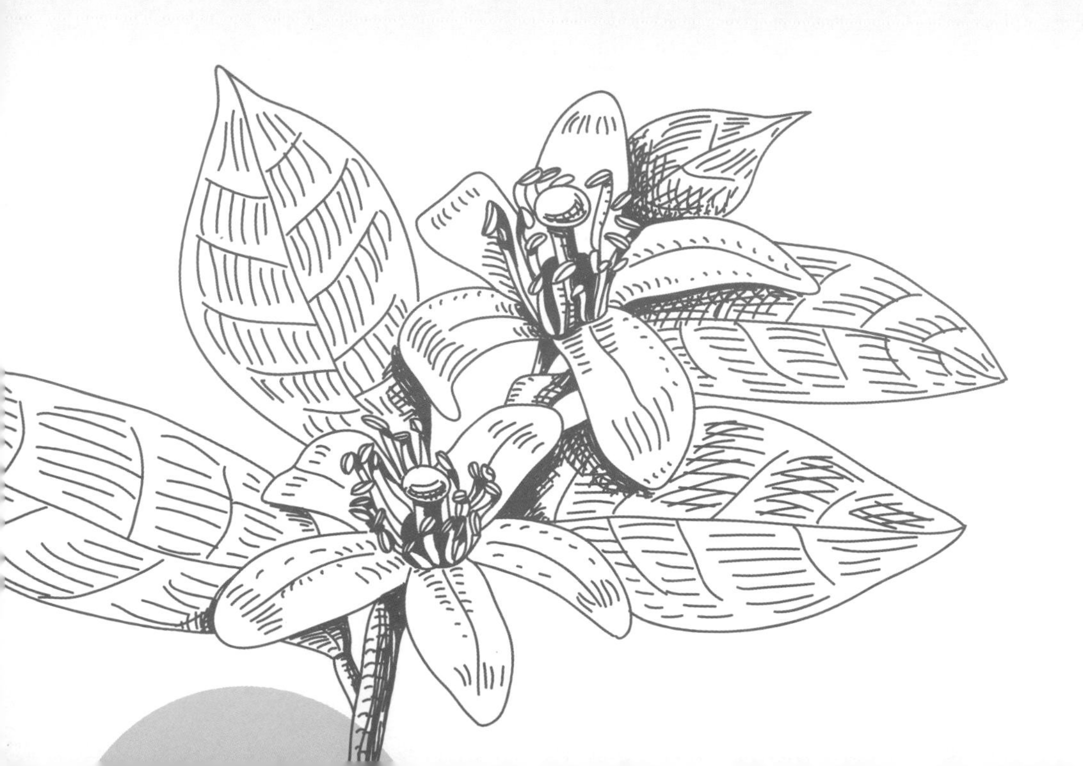

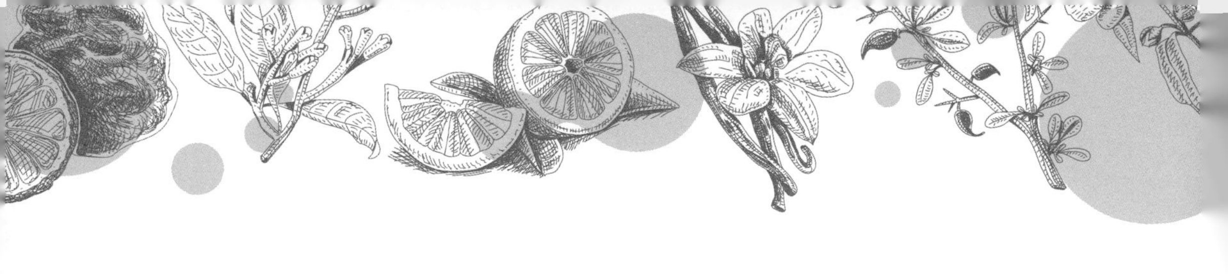

# 第五講　春天是養肝的季節，總該有繽紛的色彩！

春者，木使治，肝氣內生。
木曰敷和，其性隨，其性隨，其用曲直。
肝藏血，血舍魂。
肝者，將軍之官，謀慮出焉。
膽者，中正之官，決斷出焉。

——黃帝內經

雨水-2

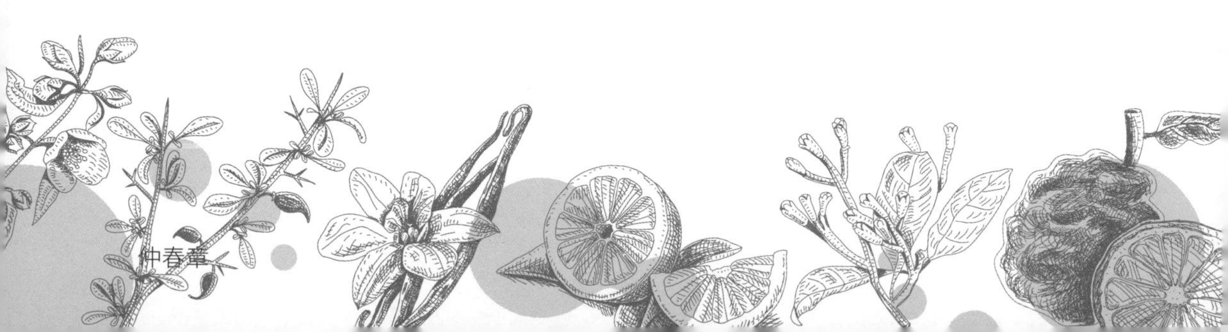

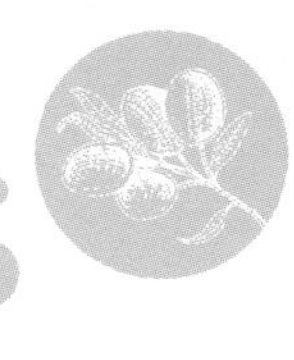

## 前言

春應肝，是「能屈能伸」的季節！所以春天冷熱不定是氣候變化的特色。萬物甦醒也是正常，畢竟春天是「好風憑藉力，扶搖上青天」的好時節。春天要吶喊，才符合春天養生的節奏。

中醫說肝是將軍的性格，調兵遣將是特色，而能屈能伸也是身體本色。中醫認爲「肝藏血」，掌握身體氣血調遣的兵權，負責身體健康好壞的成敗，所以是不能忽視的器官。

冬天過了，春天來囉！從養腎到養肝，環環相扣，就像「肝膽相照」一樣，彼此缺一不可。身體臟腑都有大用，可不要輕易的就把它們割捨掉，畢竟失去膽的相隨，孤單寂寞的肝也是不會太開心的。

這次「阿是郎中」，開始講肝的臟腑功能喔！不容錯過，「健康自由」就有機會喔！

## 開講

「雨水」節氣有三候，一候獺祭魚，二候鴻雁來，三候草木萌動。上一講，說到雨水第一候，


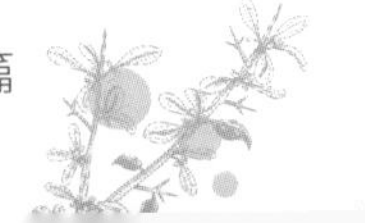

現在說二候「鴻運來」，意思就是候鳥因北方的溫度已經沒有那麼寒冷了，它們要慢慢的飛回去。

中醫說，東方春，春屬肝，因此春天是養肝好時節。

首先欣賞雨水節氣的詩詞：「好雨知時節，當春乃發生；隨風潛入夜，潤物細無聲。」很美的一首應景詩詞，把春天「雨水」節氣形容的十分透徹，因此跟大家分享一下春天時節曼妙的自然景緻。

有人說「雨水綿綿是豐年，農夫不用力耕田」，是在「雨水」節氣這當兒，下著珍貴的雨水。因爲此時雨水較少，因此特別珍貴。

如果這一段期間下雨連綿不斷的話，就可能是一個豐年，畢竟「雨水兆豐年」，是歷久不衰的俗諺。而且農夫因爲雨水很豐富，不用用太費力氣的去翻土耕作，而且雨水充足當然讓作物生長更容易；另外若是雨水少，造成乾旱，當然就肯定不是豐年，因爲收成不好。

立春時節風生起，而後續雨水的水氣增加，春天讓大地萬物開始繁衍生長。春天此時，人體的狀況就像一個剛點著小火苗的蠟燭，需要小心的呵護它，如此才能順利到夏天時，身體健康的幼苗才會壯大起來。千萬不要因爲春天到了，大地回春，就四處遊玩放縱，要小心防範病邪悄悄上身。

春天氣候變化，十分明顯，溫度差距也很大的，很多人只因看到太陽，就自認氣溫還可以，衣服就穿少，結果一不小心就感冒生病了。「風爲百病之長」，它充滿製造疾病的很多機會，但也充滿許多自然的生機。

中醫認爲「春生風」、主生長、發育，因爲日出東方，象徵一切「初生」的現象；東方也生風，又因「好風憑藉力」，因此「風生水起好運」也跟著一起來。

春屬風，風生木，木生酸，酸生肝，肝主筋，肝主木，一連串的相關，連成一串串的相關連，這就是中醫認爲的，春天時常見的現象。

春天是萬物「生發」的季節。春天的特性與肝又息息相關，因此春天養生，重點就要放在「養肝」。雖然春天也會有產生其他臟腑的疾病，但還是離不開肝臟經絡對其他臟腑的影響。

春天，是很適合「養肝」的時節。根據中醫五行「相生相剋」的原理，說明「春生、夏長、秋收、冬藏」，四季牽聯的變化，也說明五臟「相生相剋」的機理。

從五行經絡絡圖裏，可以看出五臟相互對應的關係，像肝就是屬風、屬酸、屬筋，只要是自然界中有形或無形的事物，都包含在五行「相生相剋」道理之中而運轉不息。

中醫認爲的肝，是涵蓋臟腑與周遭組織機轉的一種臟象系統，所以肝「通於春」，就是認爲春天是「養肝」的好時機。這又是爲什麼呢？因爲中醫認爲的肝，它有「疏泄和條達」的功能而這種功能就跟樹木生長發育一樣，因爲樹木的枝條它能屈又能伸，可隨風搖擺，充滿生命的韌性。而且肝在中醫裡面認爲是主要藏血的器官，又像是部隊中的將軍一樣，勇猛果斷威武。以往將軍是調動兵馬，直接對外作戰的指揮者，所以在我們人體裡面的肝臟腑系統，主要就是負責調動身體上的氣血，以便去應對外在敵人與邪氣（病毒、細菌）等，因此肝是體內很重要的臟腑，負責氣血調動的統籌權。舉一個三國名將，第一個想到的將軍，就是耳熟能詳的關羽，他是蜀漢的大將，能征善戰的將軍，後來變成民間膜拜的關聖帝君。大家對他的印象，應該是紅光滿面、氣宇軒昂的模樣，若是擺在現今醫學中，很可能是被認爲有高血壓的患者，生活在時時充滿「暴血管」的危機之中，不過他後來眞的死因，卻不是屬於中風高血壓而亡，反而是兵敗被斬首，讓人不盛唏噓。眞正戰時的將軍，除了遣兵調將之外，一切戰略、防禦工事等等事務都需要面面俱到，所以同樣是擔任人體將軍一職的肝，也身負重責大任，有一定能屈能伸的功能。像膝蓋彎曲時，這樣叫做「屈」，腿部打直，叫「伸」。

「能屈能伸」就是這個意思。肝臟的能屈伸，是指它的功能與作用，好的肝臟會有好的屈伸功能的效果，如果肝缺少這種屈伸功能，若不能屈、不能伸，就代表肝臟細統出現狀況，身體健康一定會產生問題的。

## 成語醫解——肝膽相照

所謂「肝膽相照」這個成語故事，原意是指患難見眞情的朋友，互相提攜幫助的故事。這裡用來解釋肝膽密切的關係，中醫認爲肝膽是彼此是互爲表裡、休戚與共的臟腑。

一般說來，肝是屬於臟腑臟系統裡面的臟器，它是屬於陰臟的器官，是比膽還要更深層的臟器；而膽是比較偏表層的腑器，它是陽腑。

爲什麼會「肝膽相照」這成語，主要是表示它們是互相依存的臟腑，缺一不可，左邊是中醫認爲肝膽臟腑的異同情況表：

| 肝屬臟（陰）裡 | 膽屬腑（陽）表 |
| --- | --- |
| 藏而不瀉 | 瀉而不藏 |
| 實心 | 空心 |
| 主謀慮、主決斷＋衝動 | 主憂柔＋膽小 |

肝膽是一起成長相依附的，有「焦不離孟，孟不離焦」的感覺，古人沒有解剖觀念，卻是早就知道肝與膽很難相離，是生死與共，與相依爲命的器官；早在沒有冰箱的年代，民眾都知道豬肝與膽是相連一起賣，這樣保存時間才能久一些；中醫認爲是「臟是腑」都有各自的屬性與功能。

所謂的「臟」就是「藏而不瀉」，它是一種只收納而不代謝的臟器；大家如果吃過豬肝的話都知道它是一種實心的一種臟器：而膽它是一個空心的囊狀的器官，它在裝膽汁，分泌膽汁到腸道處來幫助消化，因此膽可以排泄但是它不藏物質，中醫說「腑」就是「瀉而不藏」，因爲膽是特殊器官，原本要儲藏膽汁的，一不留神就是很容易產生結石。然而膽又是囊狀器官，有時是空心的狀態，接受肝臟分泌的膽汁，當在消化食物時，膽汁會分泌到腸道而幫助消化與吸收。

又肝是主導身體氣血的派遣司令官，像是軍隊中的將軍一樣，需要做一些戰略的布署與調兵遣將的決策，因此需要謀略的思考，所以氣血一定要充足。我們常聽到說誰的膽子很大，膽大心細就是這個道理，膽是主決斷的器官，如果肝臟產生肝陽太過的現象，就容易使人衝動，所以肝、膽是要互相密切配合的臟腑。

有人個性就較衝動，可能是「肝陽」出了問題，如果肝陽太少就容易優柔寡斷、猶豫不決，此時此刻就需要膽腑的幫忙，因此膽大，就是膽的臟腑功能強大，表現出有魄力的現象；當然膽氣不足的話，就容易出現膽小的作爲。「肝膽相照」是個成語，說明朋友兄弟間患難與共、同生共死的精神，但放在醫學上解釋也是這種彼此相依的模式。

再強調一次，以前冰箱還沒有那麼普遍的年代，如果要買豬肝吃的話，賣豬肉的攤販們，都是把膽和肝是放在一起出售的，要不然肝是很快腐敗的，這是古人的智慧，所聯想到的方式。現在醫學昌明的年代，很多膽結石的患者，就醫後膽都被切除變成沒有膽的人，但是肝膽相生與共的關係依然沒有改變，所以臟腑器官只要因壞掉而切除，影響身體好壞是很龐大的，大家都以爲用人爲的切除，是減少身體的傷害，其實無形之間，對身體僅剩的臟腑都有一種無形的壓力存在，所以能不切臟器就儘量不要切除，路總是無限寬廣，千萬別以爲可以一勞永逸，尤其是身體上的器官，少不得的。臟腑器官產生的問題，非必要切除，就不要切除，身體自會尋找出路，一定有其它辦法去處理產生的問題。

大多數人的心態，總想要趕快把疾病處理好，認爲疾病越快處理，恢復越快，其實這種想法剛好相反，尤其是身體臟腑產生問題後，是需要時間醞釀來恢復休養的，若總以眼不見爲淨，快刀斬亂麻的方式，短時間似乎可以看到效果，但是拉長時間，就可能是一種漫漫長夜的未知等待了。

曾經看過一個女病人，四十幾歲得了卵巢癌，後來手術切除卵巢子宮等器官，再做化療等等治癌程序，然後經過一段時日，還是癌復發，才想到給中醫治療看看。第一次看她的時候，臉色蒼白，搭配短短的頭髮，氣色、精神，看一眼都是病容樣，看中醫的目地只是想恢復體力，並表示不久後必須要再去做一次化療，她對這世界還是有依戀，不捨倉促離去。

我問：「化療還要做多少次？」

她說：「不知道，因爲檢查數據表現出來都不太樂觀。」

那時。蠻感慨的。人類，這個身體，曾幾何時，居然變成是要用一些檢查數據來決定生命的長短！因爲人類還不知道，就算身體健康數值資料都恢復的很正常，就代表身體健康是完全恢復了嗎？

這是「阿是郎中」一直無法感受體會到的心情，只信賴數據，就可以算是身體健康的一種概念與態度時，畢竟癌症不是化療做越多，身體狀況就會越好的狀況啊！如果結局眞是這樣的話，「阿是郎中」會鼓勵病人，義無反顧繼續做、儘量做化療，但事實證明不是都這樣啊！看到越來越多癌症病人，尋走這一模式，感覺像是飛蛾撲火那般的壯烈與無奈啊！因爲事實結果證實，治療後一切，還是未知的，是不是自己要重整心態與扭轉觀念重心，才有新的生機出現，這是「阿是郎中」，心中小小的期許。

## 節氣詩語

湛藍青天白雲樣，
嫩粉花朵正開揚。
一日好風吹，
一時落雨花，
怒放櫻花開萬千，
胭粉嬌紅吹滿天，
傲煞人間頃城色！
春風柔……
長空芒照花林，
美了人間春色。
可想花下幾回聞，
細聽落花繽紛聲，
尋探春花無窮意，
此時春日多美好。
偶爾……

坐看山間花開花飄，
有時……
笑看天邊雲起雲舒。
總覺……
武陵櫻花這時，
獨好！

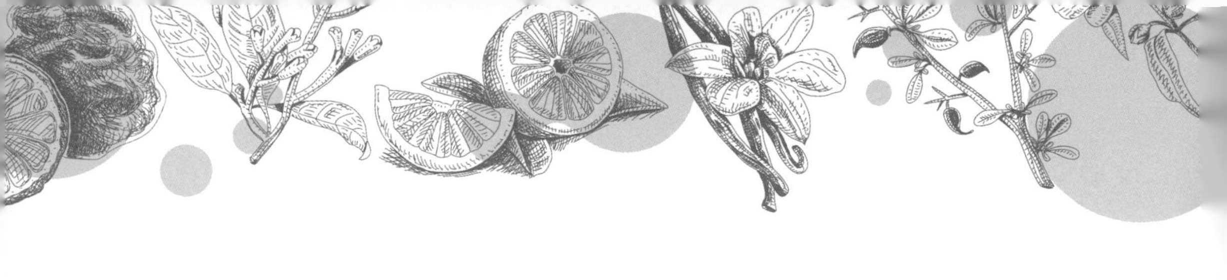

# 第六講　春天是彩色的季節嗎？

驚蟄，二月節。萬物出乎震，震為雷故曰驚蟄。是蟄蟲驚而出走矣。

驚蟄三候：一候桃始華，二候倉庚鳴，三候鷹化為鳩。

春天六個節氣，1. 立春 2. 雨水 **3. 驚蟄** 4. 春分 5. 清明 6. 穀雨

——月令七十二候集解

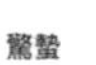
驚蟄

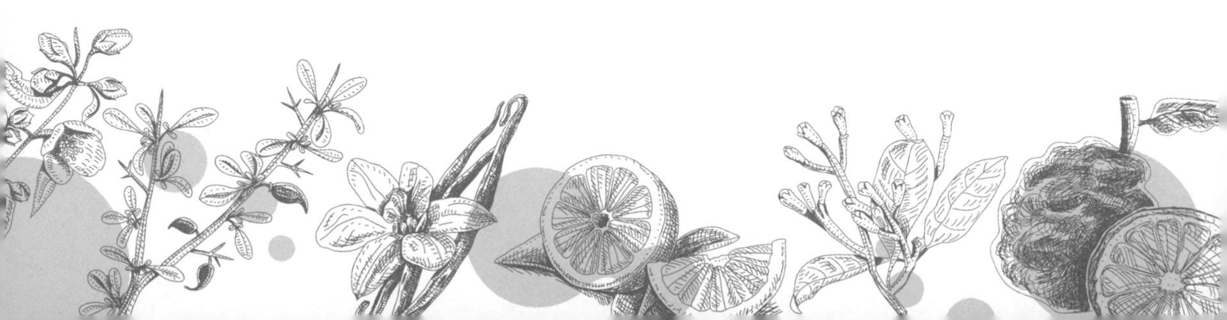

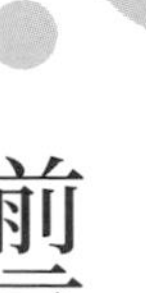

# 前言

一圓浩然日，驚豔千里風。

說起春天的氣息，總是繽紛，就連春天的六個節氣的名稱，比起其他季節來的更加曼妙多姿。大自然的世界，動、植物都有它們知道春天來臨的本能，所以桃花、倉更鳥與斑鳩都清楚的知道「驚蟄」的來臨。可惜的是，貴爲萬物之靈的人類，卻一直在喪失知曉天地變化的本能，是不是要學著去感應一下天氣變化，而不是只依賴天氣預報的判別！

有人說，春天是「養肝」的季節，再來剩下一半不到的春天日子裡，想用中醫的觀點，來說「肝」的問題。至少讓大家知道肝的一些基本功能，對自己和家人都有不錯的幫助喔！

其實二千五百年前的鄭國人，都堅持買鞋時，一定要用家裡邊預先量好尺碼的尺寸，而不肯屈就和相信當下量的尺碼，此刻的我們除了笑話他執拗不肯妥協的方式，是不是反應到現在的人，在自己身體已剩不多的偵測本能，是否能再多保留多一些呢？

# 開講

西元二零二三年到二月底時間已經過了六分之一，癸卯這一年節氣也過掉了八分之一，春天的節氣也過了一半，走到「驚蟄」，春天久只剩下三個節氣。

前陣子的天氣，感覺還是很冷，但春天畢竟還是春天，雖然它的溫度可能比冬天還要低，但是春天的冷和冬天的冷，感覺就是不一樣的。

前面說了春天二個節氣，跟春天的氣息息息相關的一些主題，這次想說春天的色彩，其實春天是「生發」的季節、是彩色的季節。

有人說，肝的好壞可以影響到人生健康的顏色。

因此「阿是郎中」，先問大家，「肝」是春天的顏色嗎？

這次用這主題來做開場，因爲癸卯年的三月六日到二十日是屬於「驚蟄」的節氣。

每次的開場，強調這是一個用「傳統」中醫的觀念，來教導大家如何達成「健康自由」的頻道，可惜人微言輕，聽者藐藐，但是現代人對於「阿是郎中」想要傳達的健康理念，可能有聽也沒有懂，也不是很清楚了解，因此在此用一個比喻：相信大家都看過松鼠在籠子內不停循環的奔跑的畫面，如果大家一直有三高慢性病，長年吃藥不間斷的狀況下，身體健康的感覺，像一隻松鼠，在這個籠子裡面不斷循環跑圈圈，而且永遠也跑不出去，如果「健康自由」都是需要靠吃藥才能達成的，那哪算是健康又自由？這不算叫做「健康自由」，眞心希望大家都能了解松鼠跑圈圈的涵意。

再來說明先前影片的迴響，其實「阿是郎中」心情滿振奮，雖然影片開播已一年多，而且中醫本來就是少數的受衆團體，再加上「阿是郎中」又是一個堅持傳統中醫的傢伙，因此收到觀衆朋友的觀後回應，還是令人感到振奮幾許。

上次有提到一個五十歲左右的病人朋友，他一直強調可以不吃降血壓的西藥，但是不能不量血壓。這朋友，回診後傳來一個喜訊說：「現在的身體健康幾乎恢復的都很好，沒有什麼太大的問題再出現。」而且回診看西醫，他們也說不出什麼個所以然的，所以他的問題已經大概都改善了，唯獨還是堅持每天一定要量血壓，至少量血壓的結果都是很漂亮的數值，讓他很有滿足感，他很高興也滿意這結果。

「阿是郎中」，聽了也很高興，因爲眞的是很振奮人心的。「阿是郎中」，一直要強調的醫病關係，就是這樣的。許多人，無形之中都在讓自己積累疾病，若要疾病變得往好的方向發展，醫病之間的信任和配合是很重要的。

如果一開始去看醫生，卻抱著「試試看」的想法，心中產生疑慮，自己沒有辦法釋懷的話，就算有醫生醫治的方向沒有錯誤，醫治效果也會打折扣的。有人說，「念念不忘，必有迴響」不就是這種意思。

首先從天氣說起，驚蟄有三候，每個人有十五天沉浸在這節氣裡，跟天地一起接受洗禮，可以不相信節氣浸淫這套說詞。但人類生存在這地球上是不變的事實，可以不順從四季變化對身體的影響，但可別千方百計，認爲科技可以去改變自然和改變身體的健康。

這裡用一首節氣詩給大家欣賞，「一鼓輕雷驚蟄後，細篩微雨落梅天。此時此景滿花香，春風十里花開嬌。」十分曼妙的古詩詞，短短二十八字，就把春天「驚蟄」特性說的淋漓盡致，其實春天這個季節是比其他季節會有較多打雷下雨的狀況，而更剛好癸卯年是以中醫五運六氣，水不足的年候病氣，春天下雨的情況會比往年同時期下的少，而且，此時此景滿是花香百開，春風十里花開嬌嫩啊！

這首詩詞感覺十分應景，想提供大家欣賞體會。

現在是春天第三個節氣「驚蟄」，離開冬天已經有較遠的距離，但是可不要輕估春天「倒春寒」的威力，天氣可能一會兒是溫暖花開的時候，兼夾大大的太陽，一時很溫暖的樣子，但通常是騙人的模樣，其實一會兒氣溫變得蠻冷的，溫度也是突然下降很多，尤其是早晚時刻，很多人因此疏忽而得了重感冒，所以可不要想說，春天來時氣溫就一定很溫暖，很多時候溫暖的太陽多半只是假象。

## ■春天「驚蟄」三候，一候：桃始華。二候：倉庚鳴。三候：鷹化爲鳩。

從這三候中知曉大自然動、植物「知天知地」的本能，而萬物之靈的人類，卻不斷流失「知天識地」的本能，是很可惜的一件事。

「一候，桃始華」。此時是桃花開花了，然後「二候倉庚鳴」，就是黃鸝鳥開始啼叫，「三候鷹化爲鳩」。就是老鷹在天空盤旋次數已經減少，反而斑鳩在天空飛翔的情況變多了。這裡要告訴大家的是，天地間的動、植物，都有知道天氣時間變化的感知能力，生存在這大自然，也世世代代連綿不絕的繁衍下去，雖然它們沒有人類高科技的手機，無法知曉溫度精確的數值，但是每年一定如期出現，這是牠們的本能，也是人類相對不斷流失「知冷知熱」的能力。

「驚蟄」這個節氣到來時，桃花開始盛開，桃樹，它沒有在看電視、也沒有看手機，電視、手機等高科技的報時工具都沒有，但是它們爲什麼可以準確知道在這個時候要開花呢？這是一種上天賦予所有天地萬物的一種本能啊！

想到這裏，各位萬物之靈的人類們，有一點汗顏嗎？我們都知道大自然動物、植物都有「知天地」的本能，但是想想我們呢？現在的我們完全都是依賴氣象預報、依賴儀器檢查、依賴資料數據在生活過日子。爲什麼一天要喝兩千公升的水？把喝水變成是一種硬性規定，這是人類該有的本能嗎？

如果一隻黃鸝鳥，沒事請牠多少喝點水，牠會願意嗎？

人類把自己本能慢慢捨棄掉，尤其就是科技發達之後，本能就慢慢剝奪了。人類本來也有像動、植物一樣的這些本能，只是人類把自己的本能造成退化現象而慢慢消失了，就像「用盡廢退」的概念，本能漸漸不再使用，自然而然的這種「知天識地」的本能也就消失不見了。

「阿是郎中」，一直強調注意氣候變化，呼籲大家正視自己原有知冷熱的本能，別讓科技剝奪。別太依賴科技而生活，因此說到別讓科技剝奪，無非是要提醒大家時時注意自己逐漸喪失的原始本能。

春天時分，天氣偶而轡涼的，雖然偶而出太陽，是希望大家不要只是注重，氣象報道說出太陽與否，來決定衣服穿著的多寡，因爲有人覺得天氣中出現太陽，應該會很溫暖，在春天尤其是初春時分，大多數日子也是很冷的天氣，會這樣說是要提醒大家，恢復自己本身感受氣溫冷暖高的直覺，別太依賴氣象預報，因爲預報準與不準，對他們的信譽影響不大，但對深信不疑，氣象預報的人的身體健康就影響很大。

像「阿是郎中」，就是沒有在看氣象預報，學著喚醒自身本能，秉持「仰則觀象於天，俯則觀法於地」的古人精神與智慧，去體驗天地的變化，畢竟用自己的身體去感受天氣變化是最準確的，也是最有效的方式，所以春天天氣被說成是「後母臉色」，也是其來有自。

天氣的變化，溫度是冷、是熱、是暖、是下雨、是颳風，都是一種很平常的大自然現象，不要對它變化無所適從，就認爲是一種災難。

記得小時候上學前，穿衣服準備外出時，父母耳提面命：「今天天氣比較冷哦！要穿厚一點衣服！要多穿一些衣服喔」。如果天氣熱，父母就建議可以不用穿多一些衣服再外出。小時候都會聽父母的話，現在長大了之後不用再聽父母的話，因爲很多父母也是看氣象報導，預判溫度來源都一致，沒什麼互比性，因爲溫度高低、有沒有下雨，都是一樣用氣象預報來判斷，大家都自廢武功，也剝奪了自己判斷天氣的本能，所以人類逐漸喪失判斷天氣候變化的本能，是有機可尋的。

黃鸝鳥都知道「驚蟄」的時候到了，爲了生命繁衍就開始鳴叫，牠們沒有手機、電視等這些科技產品，但是都知道這個世界此時節氣的時機點就是到了，因此開始鳴叫，這就是天性與本能。

現在的人，太依賴也太相信媒體的報導，相信一些科技的預測和報導，譬如疫情的恐慌，媒體報導有推波助燃的效果，二十四小時撲天蓋地的宣導，讓大家都以爲新冠病毒很可怕，人心惶惶爭先恐後的搶打疫苗，導致最後結果也是全面的確診。接著後來猴痘的報導，可能又要蔓延開來，而且大勢渲染傳染的能力，目地是要造成大家更大的恐慌，可能就是要鼓勵大家多去打疫苗，然後讓廠商得利，最後才來呼籲與病要和平共存，這幾年人類世界就變成是這樣「人嚇人」的景象。

請各位看看疫情時的「噴消」動作，這種方式消毒作用的是病毒還是人心？經過疫情三年的訓練，大家已經練就見怪不怪的情況。目前疫情狀況，跟疫情剛開始緊張西西的時候還更嚴峻，當初也就是穿著太空裝樣的裝備去消毒，事後回想看看有用嗎？還是換來一堆確診數目，而且這種煙霧彌漫的「噴消」動作，算不算也是一種空氣汙染呢？人畜都無害嗎？現在疫情人數日益增多，也並沒有比較減緩與消停，疫情嚴重時就是這種裝備，也是這樣「噴消」但是這樣效果有效嗎？如果真的有效，爲什麼還會有疫情繼續蔓延呢？

「阿是郎中」，很是專心關注疫情的發展和演變，直覺人心的恐慌都是在媒體大勢報導之後，現在大家正在恐慌的是什麼大事，看看新聞節目就知道，知道民眾恐慌的是缺蛋啊！蛋荒，就會出現。因此判斷氣溫高低也是靠媒體報導後，導致很多人感冒的現象層出不窮，都是根據氣象報導才在增減穿著衣服，不是一樣可悲嗎？

其實疫情也是這樣被渲染出來，先製造人心惶惶的場景，經過兩三年多的每日疫情報導，最後再束手無策的表示與病毒共存無奈的現象，人類又何其無辜的浪費這三年多的時光。

目前確診的人數，若放到前幾年時疫情三級警戒的時候，現在的確診數目資料更是可怕，當時只要一人確診，應該是沒有人敢出門活動的，反觀現在眞是不可同日而語。現在大家好像已經都恢復正常，對疫情確診數也習以爲常，由此可見媒體大肆報導眞是蠻影響人心的。

說了這麼多大家不喜歡聽的眞象，想表達的是身體健康的好壞，不會也不要一直跟著媒體起舞，因爲身體好壞最終還是要自己承受。

「阿是郎中」，覺得這是一種「溫水煮青蛙」的概念，明．王陽明，大學者，有說過：「我命由我不由天！」覺得現在這句話應該改成：「我命雖然不由我但是由科技技術、由科技數據資料」還來的貼切些。

先前講了天氣與人們得關係，慢慢的會進入中醫肝病的系列，會介紹一些中醫肝的生理和肝的病理與肝可能產生的疾病，當然肝的治療、肝的保養，都是用中醫的方式來跟大家呈現說明。

## 成語醫解——鄭人買履

大家應該有聽過這個成語故事，它是發生戰國時期，韓非子所寫的一篇寓言故事，故事大意是說一個鄭國人，他去市場想買雙鞋，走了很長一段路才到市場，到了市場後，他才突然發現，忘了把之前在家裡事先量好的鞋子尺碼帶過來，他很緊張的跟賣鞋老闆說：「我必須要趕快回去拿量好的尺碼！」

有人就問他，「你幹嘛這樣堅持，在這裡量不也是一樣？」結果當他回去拿之後再回來市場時，市場就已經收市，他就買不到鞋子了。

有人問他：「你幹嘛不在當場就量一下」，他就回了一句很有名的話，「寧信度，無自信也。」

鄭人寧願相信在家裡量的尺寸，卻不相信自己當下現場量的尺寸。

這個成語解釋被形容成是「墨守成規」的一種迂腐的觀念。其實若用在醫學上的解釋，「阿是郎中」會傾向說，現在人們都寧願相信身體檢查數據與影像資料、如血壓數據報告等資料，而不太信任自己身體的感受。就像之前疫情比較嚴重的時候，進出一些單位場所都要量體溫，寧願用科技儀器來偵測溫度高低，好來判斷有沒有確診，不實很理盲嗎？有些確診帶原者，並沒有發燒的症狀，體溫都很正常，這樣卻因爲體溫正常的關係讓他進去，不是等同再製造傳染原的傳播嗎？

更奇怪的事，有人只是普通發燒感冒，卻拒人於外，甚至醫院也是用這種方式來辦理，那不是很誇張嗎？醫院拒絕發燒病患，讓這類人何去何從？難道是要讓他們自生自滅嗎？

「鄭人買履」大家都以爲這是一種「墨守成規」的方式，都在批評鄭人。怎麼有人會這樣不知變通？倘若發生在自己身上時，反而都是變成跟鄭人一樣的行爲模式，尤其是有關自己健康方面的事，大家一樣是十分相信機器檢查的結果。

這個鄭國的人怎麼那麼愚昧，一定堅持要回去拿量好的尺寸才甘願？可是想想現在的人是不是也大都是這樣！一定要每天量血壓，對測量的數據，如果很正常時，心裡會很高興；若是不正常數據出現，就擔心害怕，這不是咎由自取嗎？自找苦吃！更何況長期服藥控制中，還再擔心什麼？

天氣預報說，今天溫度會下降到多低，然後就趕快穿很多衣服，外出後，看看怎麼沒有預



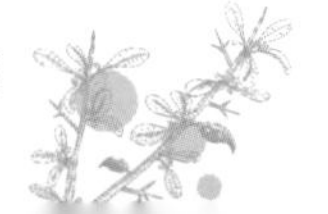

報的那樣冷，對氣象報導的不準確，頂多也只是罵一罵而已，但是受天氣影響而產生身體的不舒服，可是要自己承受了。

其實還是要呼籲大家，不要太依賴科技，能喚醒或保留住自己一些對外在事物感知的本能，才是重中之重。

畢竟知覺是背負個人身體感受的一種重要原始本能。

## 節氣詩語

一圓浩然日，
驚豔千里風。
且將窗簾緩升起，
眼簾頓時燦光明，
弄惹蟄伏雙眼眸，
品味春天驚蟄意。
總想……
春花豔麗不多時，

去似朝雲無覓處；
睡眼惺忪慢醒醒，
朦朧聲響疾行行。
樹兒獨高聳，
領略春光乍隱又乍現！
獨嚐……
從春花綠葉中，
體察春蠶味。
從春寒地暖中，
體驗春蟬樂。
從四季初春中，
體悟春禪境。

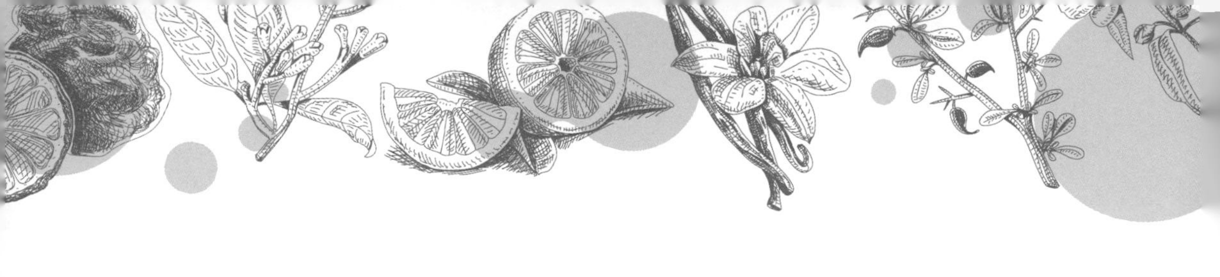

# 第七講　春天養肝，正是時候！

肝者，主為將，使之候外，欲知堅固，視目小大。
肝合膽，膽者，筋其應，肝應爪。
肝者，中之將也，取決於膽，咽為之使。

——黃帝內經

肝-1

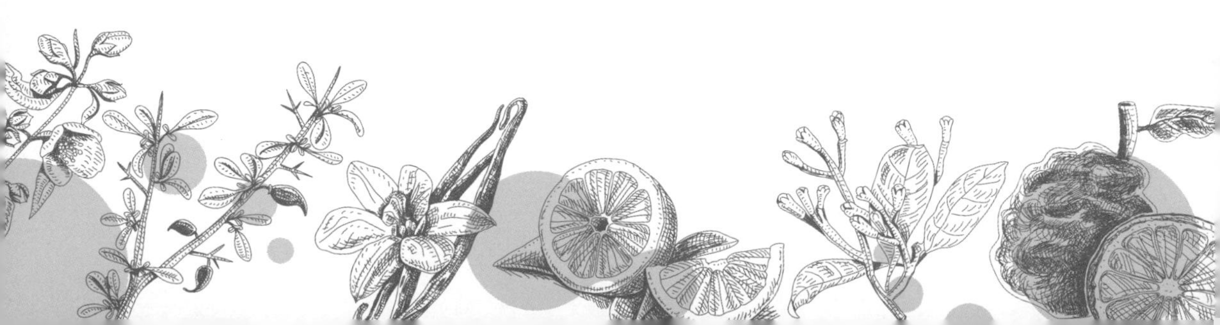

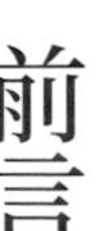

# 前言

春天處處充滿生機，所以有「紅杏枝頭春意鬧」的形容詞語。肝臟具有生發的性格，所以與春天的氣息十分相近。

中醫臟腑裏的肝，像是身體有謀略的將軍，主宰調動身體氣血的權力，所以春天養生就要好好的養肝，身體裏的肝才能成爲有實權，調動氣血兵馬的大將軍。

現代人擁有的思維模式，已是充滿西醫固有的觀念，像個注滿水的杯子一樣，很難再容下另外的觀點，其實要這樣做也無妨，畢竟這是人身意識自由的年代。「阿是郎中」想說的是，中醫的觀點不是落後的理念，是現代社會喜新厭舊的習慣下，所造成的現象，至少少了它，對身體健康也不見得會更美麗多少，不是嗎？

老子說：「人之生也柔弱，其死也堅強。萬物草木之生也柔脆，其死也枯槁。故堅強者死之徒，柔弱者生之徒。」肝的特性就是顯現這種既堅強、也柔弱的雙重特性，走在極端兩面，對健康都是一種傷害。

這次會說「能屈能伸」是肝功能特性，也會提到「酒入肝膽」的感覺！靜心聆聽可以聽見這次肝說話的聲音，畢竟「每臨大事，有靜氣」是一種幸福的修養，「肝」，它是需要理性與感性的對待。

# 開講

哈囉，我是阿是郎中。

再來要進行的是中醫肝的一系列主題，趁在這春天中、後段時期，更符合春天養肝的時機喔！所以這系列應該說是千呼萬喚，始出來的。

春天到「驚蟄」後，算是過了一半，到現在才開始眞正的要講中醫的肝，感覺有點慢，其實越精彩的內容都是在後頭，請大家拭目以待吧。

有人說：「如果人的肝不好，他的人生是黑白的。」

相信大家應該都有聽過，至少廣告上都是這麼說的。

如果大家有吃過豬肝，大都可以看到豬肝煮熟的顏色是一種灰白夾雜的顏色，如果是吃到那種肝硬化的「柴肝」，它的顏色是會比較偏黑的，事實印證到肝的顏色還眞是黑白兩種顏色。

其實人的肝臟不是彩色的，因爲如果被形容成肝不好，身體的健康狀況也不會好，心情當然跟著也不會太好，所以生活色彩很容易變成不是彩色的，而是灰灰的。

春天的時節，總是要養肝，套用一句臺灣話，講的就是「養肝、保肝正當時」。

爲什麼春天正是養肝時呢？

因爲春天，中醫認爲有一種「生發」的特性，要把舊的東西趁著春天時期而發散出來，因爲是順勢的表現。通常植物種子，放在泥土裡面，春天到來時，就可以發芽生長，種子，它是一種生機向上、向外的特性，剛好符合中醫肝，也是舒展生發的特性，因此春天與肝的特性是一致，所以才說春天是「養肝」最好的時機。

通常萬物經歷過去年的冬天，也知道冬天是「養藏」的時候，等到冬天結束時，春天來臨，大地萬物剛好面臨「養生」的時候。

春天到來時，因爲春天和肝的習性是蠻類似的，因此春天時，常見身體不舒服的症狀：如頭暈、頭痛、耳鳴、胸悶等等，甚至三叉神經痛、顏面神經麻痺症等等，大都是出現在人體的上半部，就知道春天向上的習性，在身體上印證，所以這是春天的特性，也就是肝的特點。

說到中醫的肝，它的氣勢是一種往上提升人體氣機，是向外發展的一種氣機的運動，所以如果春天養肝不順著春天這習性，肝是很容易受到傷害而影響到身體的健康。

## 杯滿現象

再來講所謂的「杯滿現象」。最近在臨床上看到很多人在問「阿是郎中」，講到的一些醫學觀念，跟我們原先想法都格格不入，當下「阿是郎中」，找不到合適的方法來說明，此時發現「杯滿現象」，覺得很適合，說明現在人「先入爲主」的情況。

人生在世，從小到大，總是看過、聽過、想過，種種事物，也吸收自認爲對的理念與觀念，久



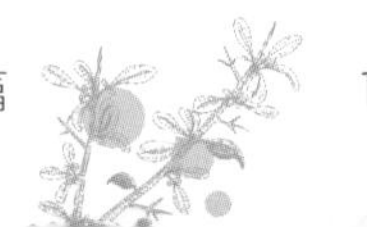

而久之，對於新的或後來的觀點，就不太能接受，因此「杯滿現象」就是對這種排斥其它關念態度彎好的說明。

我們從小到大，接受教育灌輸的觀念，都以西方科學爲主軸，尤其是有關身體健康的觀念，更是從小開始就往下扎根，完全是西醫方面的觀念教育，所以對於中醫的思維觀念就很難接受。因此唯一改善這種抗拒的方法，就是先倒掉一些原有陳舊的水，這樣再補充新水就變成很容易了。千萬不要捨不得到倒掉舊有觀點，而無法容納新知，讓自己變得孤陋而寡聞；大家的腦容量，都容納著固有的觀念，是很容易僵化的，就像水杯一樣，幾乎都是已經有滿滿的水，而這已滿的水杯，就像是早有西醫的觀點和觀念，對「阿是郎中」說的中醫觀點，大都不能認同。感覺好像水杯要再接受另外一種水，再額外注入新的水，一定會溢出來，所以適時清掉一些舊有的水，才有空間接受新的、好的水（知識），不是嗎？

剛開始加入一點點新知識，可能影響原先固有的知識，也許還是不是很純淨純潔，但是如果眞的想要接受或者知道中醫一些觀念和現象，甚至希望它能對身體上的健康有所幫助，必要時，還是建議要先清空原有身體（水杯）內的固有意識，才能容納像中醫這種不一樣思維的醫學觀念。

「阿是郎中」想要表達的是，盡量讓大家多接受對身體好的觀念，如傳統中醫，當然並不是要求絕對要捨棄固有的西醫觀念，再來接受中醫的想法，現在剛好借用「滿杯現象」來說明。

# 算病

算命，算的是一種未來的不確定，有種是不科學的感覺。但是拜近來科技當道之賜，寫作、寫詩詞、設計圖，連畫圖都可以用電腦的AI來算，因而作出成品來，而且做的「惟妙惟肖」，不輸人工畫出來的，大家除了驚歎之外，也有人緊張害怕，害怕我們以後會被電腦取代！這感覺就有點「杞人憂天」，電腦再怎麼厲害，還是人類製造出來，所以別擔心。倒是有人趁著AI科技當道，提出疾病也可以事先算出來，就令人匪夷所思了。

以前的人生病，大都是疾病去找適合它寄主的人，是因爲一些飲食作息等等習慣不好的人，抗病力差，很容易感染一些傳染病，因此以前是「疾病找人」的時代，疾病能順利侵犯人體機會並不太多，隨著歲月變遷，環境科技進步，許多人都變成主動在找疾病，像是每年的定期檢查、每年定期的疫苗接種，再再都顯示出，人類一直在尋找疾病，製造給疾病上身的機會，所以人類每年十大死因的數據依然年年攀升，因爲以前的疾病，找人上身卻苦苦等不到機會；現在的人，找疾病，用儀器檢查來找疾病，美其名說是「早發現，早治療」，其實有些疾病就算早發現，對治療的機會也是束手無策，所以「阿是郎中」認爲，現在的身體檢查，根本就是疾病的「製造所」。這是人類科技對自己產生的一些關卡，讓自己陷落在「疾病製造所」裡循環不止，難怪叔本華說：「世界上最大的監獄，是自己的思維意識。」大家都很難逃離甚至很難跨越，人類自己設下的「疾病監獄」而越獄。

最近網路有看到一則新聞，說鴻海公司和長庚醫師合作，他們研發了一種儀器，號稱只要在眼睛裡面擷取影象，照出眼底組織的相片，然後電腦根據影象可以推算未來五年內，可能會得到的疾病種類，例如癌症、腎衰竭等重大疾病！

「阿是郎中」聽了，眞的是感到「毛骨悚然」。疾病居然可以推算出來，那不是跟算命一樣啊！這樣未來的人還會有任何疾病嗎？疾病的產生需要多種因素配合，疾病可以算出來，就跟算命的沒兩樣，袁了凡的《了凡四訓》不也是知道自己一生的遭遇，那活著的人生又有什麼樂趣？

如果有這麼厲害的科技技術，那人類根本就不需要再去努力找治療疾病的方法，因爲只要知道自己幾年後會產生什麼疾病，現在就好好的防治不就好了嗎？更何況如果防治得當，五年後沒產生預期的疾病，是要歸功於提早防治還是預測不準確！？

問題本來就沒有那麼簡單，如果每個人都知道自己未來會生什麼疾病，那你的人生還有什麼意義，都已經預設知道好了，都想到自己會產生什麼疾病，如此人生活著的意義是什麼？只爲長命百歲嗎？

雖然還是有人說，可以「提早預防，提早治療」，那還是陷落在「自己找坑，自己跳」的循環裡。

這則新聞，感覺聳動但沒有太多新意，想像如果五年後，沒有得到預測出來的這個病時，會是怎樣的心態？是把它預防好了，所以疾病沒有產生？還是根本就不會得到此病？

這儀器如果是眞的實用，那疾病沒有如期到來，是要說是儀器厲害，因爲它可以預先算出來，還是說自己有預防且治療好，所以它沒有跑出來，但怎知道儀器預測是準確呢？

現在的人類，眞的是沒事在找一些疾病，像最近幾年來的「新冠疫情」，不也是人類自己製造出來的災難，大家都受到影響，然後一起承擔。

前面說過，哲學家叔本華，說過一句話，「阿是郎中」是很有感受的：「其實現在世界上最大的監獄，就是自己的思維意識。」現在的人想盡辦法，要把自己禁錮在一個思想意識裡面，像在監獄的框架中，讓自己怎樣逃也逃不出去，這就是一種科技枷鎖的現實與悲哀。

「阿是郎中」，不斷強調，這裡是一個用「傳統中醫」的觀念來指導大家，要讓大家能輕鬆達到「健康自由」的頻道啊。不想讓大家就是一輩子或者後半輩子，都以吃藥或身體檢查來維持健康。

## 眞實故事

在民國七十年代左右，一個小學男生得到肝炎，剛好那時候是蠻流行肝病的。而且他家的叔父二十幾歲時，年紀輕輕的才剛結婚生完小孩，卻得到肝炎，沒多久轉變成肝癌，所以住院治療沒多久就因肝癌去世了。

小男孩家裡的父母也因爲這事件，害怕小孩也步上後塵，就決定帶小孩子去診所治療。當初八



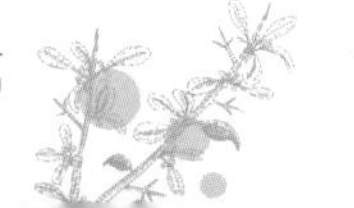

零年代，去西醫診所治療一周的診金約是新台幣兩百元上下，診金其中含有每次兩支針劑，沒吃口服藥。

那年代的兩百元的幣值，其實是蠻大的一個數額。父母疼愛小孩是天性，與親友多次借貸，只爲了讓小孩未來有一個健康的身體。當初他的家庭經濟不太寬裕，生活已經捉襟見肘了，身爲小孩的父母到處去跟人家借錢，順便多做一些手工來補貼家用，父母平時都忙碌於工作，因此後來小孩看病都是自己一人前往，每週看診一次，風雨無阻的也看了大半年，而且每次必備的兩支針劑伺候，早已經是家常便飯。

後來家裡金錢越來越少，慢慢減少就醫次數，直到醫生最後也乾脆說肝病好了，小男孩就沒有再繼續去看診治療。由於當初中醫，算不上是治病的最佳選擇方式，就沒走這條路，現在感覺有些可惜，只因當時大家都不懂得運用，可是對照現今，大家對中醫觀念一樣是很陌生。

在這裡想要強調的是，當初肝病問題，是深深影響國人的心理，卻不知到幾千年前，中醫治療肝病已經是手到病除、駕輕就熟的程度，可惜現在人卻只知道看西醫而忘掉中醫的本事。

當時大家把肝病認爲是一種國病，其來有自。記得從小教育，讓我們都知道國父 孫中山先生是死於肝癌，而他本人是學西醫出身，對中醫也是不太認同，直到生命盡頭才勉強接觸中醫，應該是想試試是否有機會存活而已，事實證明，最後他的健康還是無力回天，很快因爲爲國勞碌奔波而魂歸西天，所以肝病的可怕就一直深植人心。

最近幾年也有一些名人死於肝癌的，像是台灣打棒球的兄弟象隊的王光輝先生，也是年紀輕輕死於肝癌；長年與香港明星周星馳搭檔的港星達叔，近年也是死於肝癌，甚至大家耳熟能詳的武俠小說作者金庸，也是死於肝癌。可見很多國人因爲肝病而失去生命。由此可知肝病其實還是大大影響國人的健康。

因此大家都對這個國病——肝病，都感到惶惶不可終日，總覺得肝眞是一個沉默的器官，不出事都沒事，一出事都是大事，人們對肝病害怕的情緒，會影響到人的生活，也影響到人生的色彩，因此這次「阿是郎中」主題重點就是要用中醫教大家，如何去保養肝、膽，尤其是春天時分，就是讓身體肝、膽功能可以維持正常的運作，而不用時時提心吊膽，會出現狀況。

這次，原則是介紹中醫的肝膽生理特性和觀念，順便讓大家瞭解，人們在不知不覺中是如何違反肝膽生理的現象，因而產生與肝膽有關症狀和疾病。

然後說明酒入肝膽後，到底對人的身體好不好？對肝也不好是眞的嗎？還是只是傳聞？另外就是說明好好養生，就可以養好肝，因爲「春生、夏長、秋收、冬藏」，只要配合時節養生當然最有效率。春天是「養生」也是「養肝」的最佳時機，它也是有修身養性的功效，所以學著讓自己不生氣，當然也是養肝最大成功的指標。

在講中醫如何養肝的一些生理特點之前，首先介紹五行經絡與臟腑之間彼此的關係。

春天以綠色爲代表，中醫認爲春天就是屬木、屬東方，主風，也主酸，屬青色，所以它顏色是以綠色爲主。

春天應養肝，肝對應顏色一定是綠色的，火是紅色的，土是黃色的，金是白色的，水是黑色



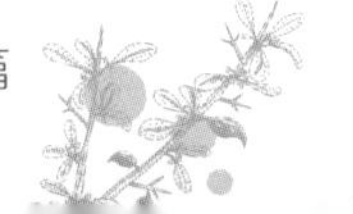

的；這是中醫五行與顏色對應的基本概念，有一定的道理在，像冬天是養腎的季節，所以黑色的食物對養腎是比較好的，同理，一些青色綠色的食物是對肝比較好，如綠色蔬菜都是可以養肝，因此春天除了是養生的季節也是比較適合吃素的季節。

春天時，花草樹木都是「生發」的狀態，日常吃食一些素菜，對身體健康是有幫助的，因爲符合春天時令。中醫認爲肝是對應於春天，又因爲春天是花草樹木生長，欣欣向榮的時候，綠顏色剛好又對應於肝臟，而且中醫肝的特性就像是一株活的樹木，枯木已經定型，很難屈伸，而活木它正是一種「能屈能伸」的狀況，是走「屈伸」的概念，有人常說大丈夫「能屈能伸」也就是這個道理，更表示生命「柔弱有時也能勝剛強」之意涵。

我們可以觀察樹木在生長發芽的時候都有「伸直」的現象，尤其是初期種子突破種皮，甚至在泥土裡面要衝破土層而發芽一刹那，是最伸展的極限，這是代表大地萬物中，伸直向上發育的力量，另外花草樹木在風大的時候，有低頭「彎曲」的現象，也代表爲了生存，可以謙讓忍受，避免直接與對手有「硬碰硬」的現象。

平時微風輕拂，花草樹木都十分樂意配合，隨風搖擺，倘若遇到颱風或風力很大的時候，直接迎風的大樹會造成斷枝的現象，嚴重時整棵樹木都會被連根拔起。雖然「風」可能是吹勢太大了，但還是有絕大部分的樹木，都能躲開迎風的摧折，道理就是因爲它們懂得以彎彎曲曲的現象，來趨吉避凶，相對應於身體肝臟的特性，也是這種「肝主舒展屈伸」的現象，就像是肝可使身體氣血循環舒暢無瘀堵，一般會出現有肝炎、肝硬化、脂肪肝的疾病產生，這都是肝的舒展生發特性被阻滯，或是說肝伸展時，把氣機往上升提到頭部的情況被阻斷，這很像電視劇中演到「怒急攻心」，很生氣的時候，或是突然心臟停止跳動或者是中風突然倒下去的樣子，都是肝的氣機阻滯的現象。

因此做人做事，要像大樹一樣，可以伸直也可以彎曲，不要過度硬撐，相對的，肝功能也要能彎能曲，偶而忍氣吞聲也無妨，畢竟它是一種陰柔的處事方式，適應各種生活上的變化，但不要太走極端，極端就很難持久。

春秋時期的句踐，他能忍人所不能忍，十年「忍辱負重、臥薪嚐膽」後終於復國，雖然復國成功卻也賠上自己健康，也算是一種損傷吧！因爲他的個性很隱忍，把不能忍的都忍下來，像連吳王夫差的排泄物，他都敢去嚐，眞是很可怕的一個人，最後他復國成功的時候，戰敗的吳王夫差說也想要跟他一樣，服侍勾踐身邊，當他的奴隸，此時勾踐就不願意，很果斷的把夫差殺掉。

歷史上的勾踐，復國成功，卻也狠心的殺了一些功臣，這種陰狠性格就健康好壞來說，對身體是很有殺傷力的，因此他的壽命應該沒有太長，因爲在他艱難打敗吳國後，就把他身邊的功臣都殺掉了，感覺這種陰狠性格除了很傷肝之外心腸也應該是冷的，所以勾踐復國大家耳熟能詳，但是他壽命長短就不爲人所知，相信他的死亡，如果不是被謀殺而死的，應該也死於暴斃，尤其是肝癌方面的一些問題會比較大。

肝臟總是太耿直不太彎曲，不懂舒展，如此會怎麼樣下場呢？中醫認爲「肝主筋」，筋就是解剖學上的一些筋膜、肌腱，這方面其實常常在臨床上遇到，有些人說在打藍球的時候，跳上跳下的去投籃，當腳跳下來著地時，偶而聽到啪一聲，起初以爲是骨頭斷了，後來察覺居然不是骨頭斷，反而是筋斷了，這裡的筋就是那種肌腱，是筋太強直沒有什麼彈性度，所以一不小心就斷掉，其實筋斷掉的情況比骨頭斷掉還嚴重，至少修復上是這種概念，很難去恢復原來的模樣，難怪武俠小說中有人手腳的筋被挑斷後，武功就全失，至少一定跑不快也跳不高。

因爲筋對應肝木，保養肝是平時的功夫，只要筋斷了，再來顧肝就沒辦法，雖然骨折比較常見，但骨折的時候還可以恢復到八九成，要是筋斷就可能是殘廢了，因爲再用西醫手術把它縫合起來，斷筋就是沒辦法再發力，就像弓箭拉到滿弓時，因爲長時間處在高壓狀態下而造成斷弦情況，弓弦像人體的筋，一樣會斷掉，一旦弦斷，弓就沒辦法發力。

中醫認爲「木是克土」，肌肉對應於土，五行之中的木是克土的，表示長期讓筋肉持續「發力」的情況下，筋肉很容易產生硬化或纖維化，這也是「阿是郎中」不太建議現在人去健身房鍛鍊肌肉，原因無他，除了肌肉型狀好看之外，對肝無益。另一點就是硬化的肌肉是很容易斷裂的，所以持續讓肌肉僵硬不柔軟的話就會變成硬化，同理肝也是這道理，持續不斷的肝發炎，會有肝纖維化而產生「肝硬化」的現象，這也是肝持續不舒展，長期維持緊繃發炎狀況而產生的現象。

有些人，情緒一緊張，肌肉就緥緊覺得壓力很大，很容易就失眠睡不著，這種人一直維持在緊緥的狀態，尤其現在健身房到處都有也很流行，男人都想要把肌肉變得很豐滿、很漂亮，像健美先生一樣，當裸露上半身時，看到的都是緊緥肌肉，一塊塊的，好有美感的感覺，其實那種肌肉都是一直維持在僵硬的狀態，是很脆弱的，一旦碰到硬的東西或碰到比它更強硬的物品時，直接斷掉的是緊繃肌肉。倘若有人肌肉斷掉後就不太能使上力，因此不太建議把肌肉都鍛鍊成一塊塊發力的狀況，雖然看上去有美感，卻失去自然，失去原有的保護力。

這裡提供一個簡單隨時可放鬆肌肉的方法，就是按摩肝經—「期門穴」。期門穴就在乳頭直下，第六肋間隙凹陷處，距正中線約四寸，左右都各有一穴。因爲大家不是用針灸的方式，所以大概在兩側胸脅這個位置，然後用手掌貼在這個穴位從上往下來回撫按，達到舒緩肝經的效果，就算當下生氣憤怒的時候，作些按摩期門穴的動作，馬上可以舒緩心情平復緊繃的肌肉群，這種動作是對身體對肝臟系統滿好放鬆和促進健康的穴道。

肝經經絡系統倘若因爲工作或心情的影響，總是維持在一種緊繃的狀態，久而久之會產生不良的影響。另一肝生理的特性，用比較學術性的說法，就是可以「條達」不要抑鬱，也就是肝經喜歡通暢而不要有阻塞現象。好比有人遇到憤恨不平事情，他選擇隱忍方式，把一些不滿與委曲都憋在心裡，而這樣就是抑鬱的行爲，久而久之就會對肝經經絡系統產生疾病。

另外有人羨慕英雄，酒入喉腸的豪情，但也難免要擔心是否會傷到肝膽臟腑的功能。

其實很多媒體或網路上看到的訊息都說，酒是傷肝的，因此不建議常飲、多飲、久飲酒類，因爲有一種「酒精性肝炎」就是喝酒太多所造成的肝炎。

酒，也常被形容的像是「十惡不赦」，經常誤事，如酒後開車傷人等等事件，總是「罄竹難書」，如果事實是眞的是那麼糟糕與可怕的話，爲什麼還是有人在賣酒呢？而且還有的國家是政府專賣的情況。

酒，並不盡然一無是處，這裡說一些「酒」的益處。其實酒是一種辛辣性的食物，它可以使肝經臟腑很快的舒展開來。

如果心情不好的時候，總有人會說，喝一些酒它可以讓心情舒暢，所謂「藉酒消愁」就是這涵意，畢竟讓自己心情比較愉快，是很重要的事，因此一些婚喪喜慶宴會的時候，酒是不可少的一種飲料，少許適量是對身體有幫助的，並非只要喝了酒就一定會傷肝，但有些人就是抱著這樣的心態，滴酒不沾，把人生過得太拘謹，感覺就沒什麼人味。

常聽說，因有B型肝炎、有C型肝炎、有脂肪肝或有肝硬化，所以滴酒不沾，當然這裡也不是鼓勵大家一定要「沒事多喝酒」，畢竟酒入喉腸，怎樣吞吐就是自己人生；因此一旦酒喝多，是會產生一些額外的問題，如酒後亂性，借酒鬧事等等，這當然不在這次討論的範圍中。

再次強調「酒」是很好的一種食物，端看怎麼去應用它、使用它而已。其實酒一旦入口進入身體，適量是對身體與肝經臟腑都是有幫助的，因爲肝氣如果不太夠的時候，喝點酒時，這些酒會跑到肝臟去，因而鼓舞肝氣，讓身體舒展而通暢經絡血脈。

北方的國家如俄羅斯、瑞典等，常常天氣極冷，他們冬天禦寒的方式，就喝伏特加酒，喝一喝身體就迅速溫暖起來，這是最直接又迅速立即的效果，因爲用喝酒這方式，來提升身體上的溫度是很快的，比喝熱水都還要快速，此時身體提升出來的熱量，也會很快消散，因爲酒的性質就是「辛散」，千萬不要以為喝酒後，身體發熱就可以減少穿衣，因為少穿衣服失溫情況會更快。

臺灣，地處亞熱帶，比較怕熱不怕冷，其實只要讓寒冷之氣進入到身體，不管身處何地，身為何人，都會產生疾病的，只是大家都很容易忽略「寒氣」對台灣人的傷害。

酒性溫熱，當然這是指一般的酒，但是有些例外的酒是偏涼性，像啤酒。一般人喝啤酒時，都強調是冰鎮的，尤其在夏天，電視廣告也是都一定要有強調「冰鎮」的這種置入性行銷。啤酒一定要冰鎮的，早已經是一種儀式化的行為，喝溫熱的啤酒，感覺就是不到位，也沒有那種狂野豪情般的味道。

很多人喜歡喝啤酒，然而要預防這些寒涼的食物進入體內，生理機制會命令身體產生熱量來提升消化進食寒冷食物的溫度，目的就是要抗寒，使食物達到跟體溫一樣的溫度時，才可進行消化與吸收，身體此時需要產生更多的熱量來排寒，當然是需要囤積脂肪來維持，久而久之，喝多了啤酒就變成啤酒肚，也是天經地義。

很多年輕漂亮的小姐想減肥，都不敢吃太多食物也限制攝入飲食的種類，因此冬天的時候手腳都很冰冷，個個都是「冰山美人」，因為身體沒能量，沒辦法禦寒，再加上衣服又穿的很少，結果身體為了生存，強迫身體產生脂肪，脂肪堆積就會產能產熱，身體就比較不怕冷，反而產生減肥越減越肥的現象。

因此酒，對身體當然也是有好有壞，也是見仁見智的雙重選項，但是適量飲酒絕對是對身體有幫助的。



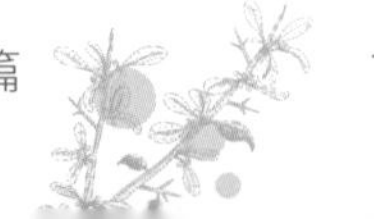

肝的另外生理特性是「主藏血，主疏泄」，也可以調節脾胃消化的功能，有人覺得春天到了就很想睡，這是「春睏」的現象，就中醫理論來說，就是「肝藏血」的機制出問題，原因可能是造成肝血運行不太順暢的原故。

還有人會有失眠現象，也可能是中醫肝出現了問題，因此肝藏血、主藏魂的這些特性，是會影響到精神方面的問題，最後進一步產生失眠的狀況。

春天養生，春天養肝是很重要的中醫觀念。此外，「阿是郎中」，自認修養的最高境界，是「每臨大事有靜氣。」這眞的是可以看出一個人的修維高深，至少肝血足，才能承受得住一些事情的逆來順受，但總有一些人，也不是說眞的修養不好，只因「肝血不足」這樣原因，莫名其妙的生氣，使他沒有辦法對應出「有靜氣」的情商。

相對的，有些女性朋友，月經來臨的時候，心情鬱悶，情緒比較不受控，脾氣起伏也比較大，這也是「肝血不足」所造成的現象。如果肝血充足的話，身體是可以有很大的耐受性，平時也可以鑾平靜鑾溫柔婉約的。冬天時，我們需要「養腎」，對應的是五行中的「水」，春天「養肝」，對應的是五行中的「木」。因爲中醫五行，說「水生木」，對應到「腎生肝」，腎是肝之母，因此腎水不足，相對肝木得不到滋養。換句話說，腎功能不好時，相對肝功能也不會好到哪裡去！畢竟腎與肝，是母子的相生關係，所以補腎就可以補到肝，中醫有一句話叫，「虛則補其母」，就是這種涵意，因此不要說，肝不用補也不能補，有時後補腎就可以幫助到肝了。

此外，大家也常聽過「怒傷肝」這句話，意思是一個人生氣的時候，氣都是往上走，越生氣時這上衝力道越大，如果怒氣一直未消除，氣一直太過一直往上衝，無法使怒氣往下走，那就可能造成腦溢血、腦出血的中風現象。

中醫認爲的「氣」，像是身體內的氣機，是一個圓的圈圈、圓周迴旋周而復始，有時肝是幫助氣機往上走的，而肺是幫助氣機往下走的，是各司其職，行爲有序周而復始的狀態。

如果這一圈圈是通透滑順沒有受到任何壓迫阻擋，此時身體氣機循環是沒有任何問題的，表示身體是健康的狀況。但是有時候，人是吃五穀雜糧，「人在江湖走，偶而會挨刀」。我們很難不生氣，但是生氣的時候，用意念強迫抑制自己不生氣，其實對身體氣機運轉是很大的傷害，如果強制把這個氣往下壓，會壓到心壓到肺，此時這股鬱氣就鬱結於心，而產生心臟的問題。所以生氣時，對五臟六腑中的肝、腎、心、肺、脾都有影響，輕微的至少有心、肝、腎三臟算是首當其衝，對健康影響都不會太好，所以此時修養的最高境界就是，一句話「不要生氣」，不需要生氣就可海闊天空。

## 成語藏醫——臥薪嚐膽

薪，是指古時候一些乾枯的樹枝，用來燒火煮飯的燃料，柴火其實是滿硬、滿刺的，躺在上面是很痛苦的，越王勾踐，「臥薪」睡覺十年，應該早練就一身「鐵布衫」的工夫，因此「臥薪嚐膽」是形容以十分刻骨之耐力，生聚教訓，奮發圖強的忍人所不能忍，創造出復國大業。

但是用「臥薪嚐膽」這種不太人道的自虐方式，是蠻陰狠的行爲；一個人把很苦的豬膽，每天含在口中嚐，除了有清熱退火的功效外，再來就是心志上的磨練，砥礪他自己不能忘掉亡國的屈辱，但應該也很傷肝，畢竟壓抑十年的怒火，無從宣洩，對身體傷害是很大的一種負面壓力。

一個人如果生氣時，應該適時的發洩怒氣，讓身體的怒氣有宣洩的出口，才是不傷身的方式，如像越王勾踐，這樣子心理陰狠的壓抑，憋屈隱藏起來，對身體尤其是肝臟經絡都有不太好的影響。

再來說明「憤與怒」，彼此之間的含義又有什麼不同？

一般說來，勾踐內心應該是很生氣，但是他沒有表現出來，這樣就是「怒」的意思；「憤」，就是心裡很生氣，沒有隱藏，馬上發洩出來，脫口大罵惹他生氣的人，這叫「憤」。其實這種兩種生氣方式，對身體都不好，只是傷身程度不同。

以上總結

一、了解檢查只是提早恐慌。

再次說明身體健康檢查，只是提早自己的恐慌效果，若是抱持「早期發現早點治療」，很難如人所願的提早恢復，反而提早陷入反覆醫療的深淵而難以自拔。

現在人都很容易把自己設限在西醫醫療體制下的固定程序，可以爲檢查數值正常而高興一下下，卻常爲數值不正常而悲傷難過且憂心很久，最悲慘的是自己一直陷落在這醫療循環模式下，不斷的恐嚇自己，然後就進入檢查——吃藥——再檢查——再吃藥，這種永遠不會停止的循環模式中而不能停止，往往直到生命結束到來時才得以停止，有人長期在製造恐慌下存活的肝臟，雖然檢查數值正常，人生也應該不會彩色到哪裡去的。

二、了解中醫肝膽生理特性與違反肝膽生理的現象。

這次提供大家瞭解，中醫肝膽的一些基本生理特性，也說出與西醫解剖肝的不同，可不要只關注西醫肝的生理特性而忽略中醫對肝經臟腑的觀念與保健，這樣就不會製造出違反肝膽生理的現象。

三、了解酒入肝膽，對人好不好的原因。

還有說明酒入肝膽的時候，進入人體機轉後產生的現象，並說明酒的性質和對人體健康到底好不好的原因與概念。

四、了解養生還需養肝，最好的方式是修身養性而不生氣。

五、強調養生與養肝，最好的方式是修身養性，而最高的修維就是「臨大事有靜氣」。

最後在這理再藉由叔本華：「世界上最大的監獄是自己的思維意識」的這句話，一起與大家共勉。因爲學著調整自己的思維意識，除了養生也可以促進身體的健康。



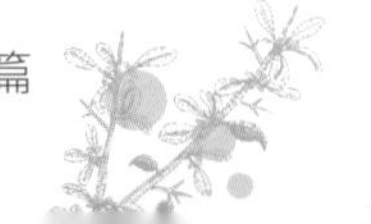

# 節氣詩語

總是風姿綽約清柔放，
春風徐徐也柔柔，
吹向遠遠一丸裊裊紅日！
風吹呢喃，閃爍著心的閃亮。
流年沁染，光陰滂沱，
是誰撩撥了？
玫瑰朵朵嬌豔爭相綻放。
是誰發號了？
海芋點點昂揚競相對放。
剎那之間……
千紅百綠的芳華，
翩翩弄舞的風華。
總是纏綿醉倒溫柔香，
望眼花海、百媚千嬌，
總有迴響 總是難忘。

花心總有花心芳，
花語總有花語響，
舞弄春天的氣息，
今日……
花兒最有溫柔香。

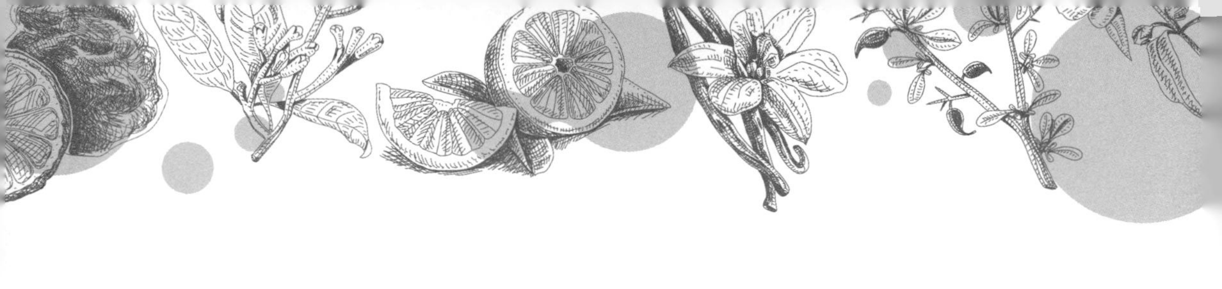

# 第八講　為何肝不好，人生就黑白了？

春分，二月中。分者，半也。此當九十日之半，故謂之分。
春天六個節氣，1.立春 2.雨水 3.驚蟄 **4.春分** 5.清明 6.穀雨

——月令七十二候集解

肝開竅於目。
肝受血而能視。
肝氣通於目，肝和則目能辨五色矣。
肝主身之筋膜。
五臟所主，肝主筋，其華在爪。

——黃帝內經

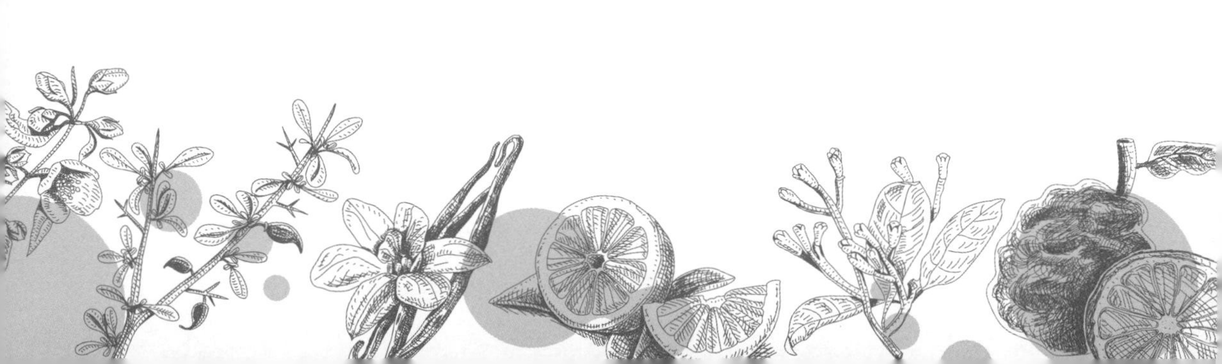

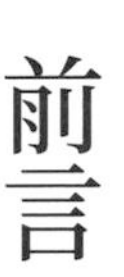

# 前言

春天已走到尾聲，也才時間一週的光景，身上衣著就是冬裝到春裝的轉換。溫度上升與下降也是如此急遽變化，心情雖然美麗於「春生」的美妙，卻仍體會到春天溫度的多變而難捉摸。

是否感覺「今日少年，明日老，其實山，依舊好；人，卻憔悴了。」

有人說：「睡後樓台高鎖，酒醒簾幕低垂。」

總要有春生的魅力，才有睡後酒醒的的動力。

喝了酒，睡得著，肝有休息的時間，春天的氣息也會越來越美麗。

中醫認爲「肝開竅於目」，說明眼睛的好壞與肝功能好壞習習相關，大家都希望自己有「明眸皓齒」，至少或多或少也期待著「膚如凝脂」。其實使用太多的外在化妝品根本比不上內在保肝來的重要！

艾灸，雖然不列入法規中的療效，但卻是中醫防治病毒感染疾病的利器，可以聽「阿是郎中」這次怎麼說喔！至少可以讓願意相信中醫的人，知道未來身體有健康變好的希望。

# 春分

癸卯年（西元二零二三）的春分是從三月二十一日到四月四日。

因爲這個時間點剛好是進入了「春分」，爲了應景，選擇一篇跟春天有關的詩詞給大家欣賞。這一闋宋詞，在春天時欣賞起來是頗有感觸的，以下跟大家一起欣賞：

「夢後樓台高鎖，酒醒簾幕低垂。

去年春恨卻來時。

落花人獨立，微雨燕雙飛。

記得小蘋初見，兩重心字羅衣。

琵琶弦上說相思。

當時明月在，曾照彩雲歸。」（〈臨江仙〉，晏幾道）

從這一篇的詩詞中，可以看到宰相詩人晏幾道，喝酒澆愁，好讓自己能睡著，酒醒時又像在做夢，讓他想到去年春天時，落花與情人都雙雙離開，而當時的燕雙飛，剛好都是春天的景緻。詩中描寫對一個知心女友的過往心事和回憶，記得與小蘋初見時她穿著繡著兩重心字的羅衣。文中把第一次兩人相見時，女友名字與當時穿著，都記得清清楚楚，只是後來人與物都不在了，所以只能在琵琶弦上說相思，感受當時明月在，曾照彩雲歸的影像，眞的是痴心人，初心耐尋味啊！

這一闋詩詞，代表春天的美麗回憶，回到現代，此刻時序也是進入春天百花齊開又明媚如過往的時節，眞的很難想像才一個星期前，大家都還是穿著羽絨大衣或毛衣，頭上戴著帽子等冬天景象，誰知道，才幾天光景後，天氣就已經熱到短袖、短褲穿著紛紛出籠了。

春天氣候就是這麼極端，讓人難以捉摸與防備，因此遇到春風吹拂時，欣賞春景時，還是要小心，不要讓感冒上身為妙。

## 眞實故事

首先講一個故事，是「阿是郎中」的爸爸。

他在年輕的時候感染過肺結核，那時的年代應該是民國四、五十年左右，肺結核十分橫行，是常常有人因肺結核而死亡的恐怖年代，因爲肺結核病在當時是很流行又難治的致命疾病，而「阿是郎中」的爸爸也是病況很嚴重，又當時中醫是不被瞧上眼的醫療行業，大衆都選擇去大醫院尋求一線生機；因此當下他做肺部的部分切除手術，少了幾許肺葉，以爲這樣子就應該可完全康復，又因爲是重大手術，輸血、抽血、打針都少不了，後來經過大概過了十幾年，那時候才想要買保險來增加家庭保障，而買保單前規定要做健康檢查，一身體檢查才發現居然有C型肝炎的存在。從他發現到C型肝炎感染到現今應該也有十幾年，換句話說，他跟病毒已經共存將近五十多年，也一直相安無事，只是肝功能數值偏高而已。

但是在他八十歲的時候，「阿是郎中」的大哥，爲了慶祝他八十大壽，送了一個蠻大的禮物——就是最新流行消滅C肝的注射治療法，因爲當時健保還沒給付，是很昂貴的新型醫療方式，號稱可以根治，因此所費不貲。

費用也要幾十萬起跳，後來他接受我大哥的孝心，眞的去接受新治療，事後結果出現令人滿意的數值和很漂亮的效果——就是病毒檢測的數值幾乎都是零，就是零檢出，後來再追蹤檢查就沒有再看到有C型肝炎病毒的出現，心情雖然很愉悅，可惜的是，身體狀況卻是「每況愈下」。在做完C型肝炎這治療之後的隔年，阿爸身體就長出帶狀皰疹，從臉到脖子到後半背部長了一大片帶狀皰疹，痛苦不堪，因爲他從來都沒有長過這種帶狀皰疹而且是很痛的那一種，吃強效止痛藥也難以遏止，後來經過針灸、吃中藥後才很快的痊癒。

可是好景不長，時間才隔了一年又發生新冠疫情，人云亦云的從衆心理下，開始接受新冠疫苗的注射，打了第一劑又緊接著第二劑，身體都來不及應付這些減毒疫苗的病毒，身體狀況當然隨著歲月衰老而逐漸衰弱，每況愈下。有一天，他如常外出行走，走著走著雙腿卻不聽使喚，發現好像站不住，一直要跌倒的傾向，而且又天旋地轉起來，最終還是不支倒地，送到醫院後，住院觀察才發現是小中風，阿爸過往一直知冷知熱的注重身體保健，怎知在一連串治療下，卻讓他的身體狀況就一直往下坡路走，此時「每況愈下」就是對他現在身體狀況最貼切的形容。

後來他知道C型肝炎病毒完全消失，心情是有高興一下，只因檢測數據很漂亮之外，但也僅只是一時的快樂，對身體健康似乎沒有什麼相對應的保障，只有自己身體狀況感覺越來越差而已，就連平常走路的步伐，已經退化成老人小踱步型態的現象，因此「阿是郎中」覺得，只爲追求數據檢測資料的漂亮，然後犧牲換得身體健康的「每況愈下」，就深深感到這種代價是不值得，可惜的是，絕大多數的人都不知道，就連「阿是郎中」的老爸，也走入這種醫療模式中而不自知。畢竟徹底消滅病毒，是需要身體付出相對應的代價，而「阿是郎中」的爸爸就是這種模式下的最佳代言者。

## 中醫肝經臟腑的系列介紹

還是強調所謂的「健康自由」，並不等於要長期服藥，更不等於要定期檢測身體健康與否，阿是郎中會這樣說，就是知道很多人都是這樣在做的。之前介紹過很多臨床親身遇到的例子，而這些眞實故事，並不是強調大家一定不能長期服藥、不要定期檢測，而是要大家對自己健康要有「知冷知熱」的感覺與態度，甚至還有點癡心妄想的，想要喚醒大家：人類，本來就擁有本身治癒和監測的能力，可不要一味依賴機器檢測而放棄自身原有的本能。也不要因爲檢查數據或影像的結果就放棄身體自癒的能耐。

再來介紹中醫診斷肝病的一些方法，這是知道肝病與否的最主要重點，至少可以輔助西醫檢測肝病時一些沒注意到的盲點。

其實這個檢測方法很簡單，無侵入性，更不會疼痛，可以不需要去抽血檢查才知道，自己有沒有肝病，方法就是用檢測者眼睛來判斷，觀察受測人的眼睛，當然中醫觀察的方法，除了觀察人的眼睛之外，人的指甲、臉部和手掌的色澤變化都可以做爲判斷有無肝病的基準。

有人問：「爲什麼要觀察眼睛呢？」因爲眼睛除了是靈魂之窗，中醫認爲「肝開竅於目」，甚至說五臟六腑的精氣，都「上注於目。」白話文的意思就是，全身所有的經絡氣血都會循行經過眼睛，只要哪個經絡臟腑或器官出現問題，就可以從眼睛觀察出來。

一般健康人的眼睛是很明亮，感覺是晶瑩剔透、亮晶晶的，可以用「明眸皓齒」來形容，這種眼睛明亮除了視力很好之外，肝與腎的功能也都一定不會差到哪裡去，而且都很伶俐聰明，像這種肉眼診斷方式，很容易就學得會，也看得出來。再來就是觀察指甲的色澤和紋路，也可了解肝功能的好壞，中醫說「肝其華在爪」，是說明它的精華、它的顏色都是表現在指甲上，當然現在的女孩，指甲上塗有彩繪的指甲油就另當別論，這樣的行爲對肝功能或多或少都有影響。再回到觀察指甲上來說，觀察指甲時最主要是看素顏時的指甲，一般可從指甲的顏色、透明度來判斷，甚至指甲的曲折、皺摺紋路也可以看出肝的功能好不好，雖然不是像抽血數值那樣精確，至少也八九不離十。

再來就是觀察臉部，通常觀察臉的時候，若臉頰旁邊有長肝斑，可能表示肝可能功能不好，可以再進一步檢查，但是有人會說這是曬斑，不用太緊張，其實這都是徵兆不是絕對，但相對可以進一步去關切了解，是對身體健康有助益的。

再來就是觀察手掌，這個方式西醫也很認同，認爲手掌大小魚際處有出現紅紅肝掌的現象，可能是肝功能不好或是肝有現問題的前兆，手掌兩側大魚際或小魚際地方，都出現紅斑的現象，就要對肝是否出現問題而需要多一些注意。

其實肝不好的人多多少少會有這種現象，但是有這種現象也不一定表示肝不好，有時候，有人特別去檢查，就信誓旦旦的說：「檢查一切正常，肝功能都良好」，但有些疾病都是在這種輕忽的心態下造成的。這是一種簡單又不傷身的檢測方式，只是想提醒大家自身的健康要時時警惕，肝有問題，會產生外在的徵兆，就是增加一種提醒自己的訊息，期望多關注自身健康的方式，既然會有這種關係，可千萬不要因爲說抽血檢查正常而忽略。

再詳細的細說這四個觀察的方法

首先，如果看到眼睛眼白的地方出現黃黃的顏色，就表示有黃疸的情形。

如果眼白出現有紅紅的血絲，應該是有些肝火的現象，肝的功能是沒有太大問題，這些小問題，其實從眼睛就可以看得出來，但是如果看到眼白，整片紅潤出血，出現這種程度，就應該要去看醫生。此外眼白泛紅的人，可能是熬夜眼乾澀或是眼睛疼痛，就需要停止熬夜多休息，因爲這現象多少與傷肝有關。就可以從肝的方向去尋找可能產生的肝病，再決定是否要進一步的治療或檢查。因爲中醫認爲眼睛與五臟六腑的經絡都有所連繫，因此只要循著經絡循行的部位觀察，如果發現經絡哪裡有問題，就可知道會出現不一樣的病理情況，所以簡單的觀測肝功能的方法。對身體健康保健絕對有助益而無害。

再來提供一個養眼、護眼的保健運動，中醫古籍認爲，眼睛和肝腎有很密切的關係，一般說來，肝腎功能不好，是因年紀大了，如此肝腎方面的功能也不會太好，因此老眼昏花，眼睛視力會越來越差，常有老花眼或視力模糊現象出現，這都是身體老化、退化的原故所導致。

除眼翳、防眼睛疲勞與退化的運動方法：

一、休息的期間，閉著雙眼。

二、然後向左轉動眼球，轉十圈。

三、結束之後再閉眼眼球向右轉十圈。

以上是閉眼的一些動作。

四、再突然的張開雙眼，好像在瞪人樣子的大小。

五、然後再緊緊的閉合雙眼，這樣子收放也做十次。

做完後一定覺得眼睛突然亮起來，會很舒暢甚至眼淚會分泌出來，防止眼睛乾澀。

如果有「乾眼症」的朋友，更適合做這眼部運動，至少比看手機上。清涼養眼圖還來的實在。

有人臉上常可看到斑塊，通常跟肝的功能變化有相關聯性，尤其是肝斑，這出現在臉頰上會比較明顯，通常以暗褐色的斑塊最多見，千萬不要掉以輕心的以爲是曬斑，就去做鐳射除斑的動作，因爲這樣只是把肝病的一些外在症狀從外表暫時去除而已，除斑不能掩蓋肝的功能不好。

再來觀察手掌大魚際和小魚際處，可發現比手掌其他地方的顏色還深紅，此時就要多關注肝功能的變化。另外說明指甲的觀察，有人比較容易長灰指甲、香港腳，其實是跟肝功能的好壞有很大的關係，不要以爲灰指甲只是黴菌的感染，擦擦藥就好，肝功能的好壞，才是決定長不長灰指甲的關鍵因素。

爲何有人天生就是不會有灰指甲，有人就是有灰指甲，而且一直循環不斷的在長？這都跟本身肝的解毒、除濕功能不好有關，因此治療灰指甲不要只是針對皮膚上的黴菌去處理，這只是「治標」，沒有「治本」就是無法斷根。

再來提供西醫認爲會造成肝發炎的一些因素，大部分都跟病毒感染有關係，現在被發現的肝炎病毒有A、B、C、D、E五大類，至少肝炎病毒有這五種和一些不知名的病毒和還沒有發現到等等數不清，套一句話就是「族繁不及備載」。

再來的另一種肝炎就是「酒精性肝炎」，顧名思義就是酒喝太多造成酒癮，或者喝到工業性酒精，都會造成肝的急性發炎，嚴重出現失明或肝昏迷的症狀，很容易致人於死。

另一類藥物或其他毒物，譬如大家都耳熟能詳的黃麴毒素，以存在於花生中比較常見，其實很多發霉的食物多少都有這類發霉的毒素，不需要因爲花生比較有名，就拒食花生，其他食物卻來者不拒，這樣是因噎廢食。

西藥抗生素，也是黴菌發酵提煉出來的殺菌藥物，大家都覺得吃抗生素沒什麼關係，其實它也是一種毒物，只是把它包裝成藥物而已，可見藥比其他食物產生的毒性對肝的影響是更大的，但是沒人提醒而民衆也只擔心黃麴毒素，以爲少吃花生就可以避開，想法很簡單，現實卻很殘酷。

現在很多人都對中醫都有一些或多或少的誤解，對媒體報導中醫負面的消息都耳熟能詳，但是西醫、西藥對身體傷害的知識與觀念都不是很瞭解。其實眞正吃西藥造成肝發炎的應該是大有人在，只是大家都不會去介意或在乎，產生問題後帶來另一種自身免疫疾病的問題，卻再用西藥進一步的去傷害，不是很奇怪嗎？

其實長期吃這些西醫藥物，如控制免疫機能的藥物，多多少少還是對肝有一定的傷害性，在這裡提醒大家眞的要注意，因爲保肝養生而對藥物的攝取也不得不防。

再看臉上暗沉的斑塊，中年女性朋友較常看到，這就是所謂的肝斑，如果臉上有這樣的斑塊，而身體右下腹的地方若也出現疼痛不適，雖然不一定是肝的問題，肝臟旁邊的膽可能也有關聯，最後造成消化道的長期不適是很常見的現象，也許很難聯想肝膽和消化道有何關聯，但用中醫關點來講，若要肝膽經絡好，腸胃功能一定也要好，彼此是相互利益共生的事情。

通常身體皮膚出現不明原因的瘀斑，是皮膚出血的現象，可追究是身體某部位在發炎，但以肝膽發炎最爲常見。

若是身體全身的皮膚產生蠟黃的顏色，就可斷定是肝膽發炎，倘若出現腹水時，這情形就比較嚴重了。若還加上身體有看到長蜘蛛痣，而且常常有倦怠感，這時候就一定是肝不好了，此時還再熬夜、加班除了可能爆肝外，猝死也是一大症狀，所以過勞死大都是這種情況造成的。當然這些簡易診斷要綜合其他的因素去判斷，才能進一步的了解身體健康。

總結一下，眼睛裡面的眼白（鞏膜）出現黃黃的顏色就是黃疸，而身體膚色改變並且出現蜘蛛痣，而且皮疹不容易消退時，這些情況都要注意可能與肝膽出現病變有關。

中醫有把脈的診病方式，所以把脈時發現有脈象出現琴弦一樣的弦脈，就可斷定出現所謂的肝病。通常中醫師診脈，斷病時病人出現弦脈，那種體會摸起來就像是手按琴弦的感覺一樣，而所謂的「弦脈」就是這個感覺。

## 預防肝病原則

以下預防肝病守則是歸納西醫綜合整理，有八點如下：

一、均衡飲食，避免不新鮮或發霉食物。
二、不要共用針頭、牙刷、刮鬍刀。
三、避免不安全性行爲。
四、接種肝炎疫苗。
五、規律生活、避免熬夜、適度運動。
六、不要抽菸、喝酒。
七、服用抗病毒藥物。
八、定期追蹤。

原則上，大家也應該耳熟能詳，但是細節中有幾點，「阿是郎中」採用中醫觀點來說明，可釐清一些迷失。

首先，前三點原則是沒有太大的觀念衝突，倒是第四點接種肝炎疫苗，這個應該大可不必。如果疫苗眞的有效的話，眞的可以避免病毒上身，肝炎就不會一直蔓延下去，似乎永無止境，而此時藐小的人類卻只能祈求和平共存。

像最近幾年的「新冠疫情」，如果疫苗眞的是唯一的萬靈丹的話，就不該出現全世界大數量的確診人數，看看台灣新冠肺炎的例子，疫苗接種率已達九成，結果還是造成衆多民衆的確診，學者專家本以爲疫苗的作用應該可以發揮出來，使全民覆蓋在疫苗的防護力之下，但事實成果卻不盡人意，而且變成每年都要施打新冠疫苗，這種方式眞的顚覆對疫苗的認知。雖然是個人的體認，但也希望大家別寄望疫苗太深，中醫有句名言：「正氣存內，邪不可干」也是這意思，千萬別以爲打了疫苗，就可免疫。

再說第七點，吃抗病毒藥物來防止肝炎，這點思維已成爲見仁見智，正反觀點都有，如果藥物都能殺死病毒，身體正常細胞都能倖免於難嗎？有人說：「是藥三分毒」但是這句話似乎只在中藥上適用，吃西藥都認爲應該是有效且不傷身。當然這是現今主流醫學的觀點，但也不能容不下一些反對的意見吧，「是藥三分毒」，至少在抗病毒藥上一樣適用。

民衆多半是單一的思維方式，想說把病毒殺死就好，可是抗病毒藥物能殺死病毒，一定也會殺死其他的正常細胞。不要以爲只殺死病毒就好了，抗病毒藥眞的沒有想像中的複雜，沒有雷達追蹤器像長眼睛一樣，只鎖定病毒攻擊，也別以爲抗病毒藥只殺病毒，或非我族類就永不侵犯。

也不是說好的抗病毒藥就不殺好細胞，抗毒藥的傷害性極大，對病毒與身體細胞都是一視同仁，雖然短時間可以看到病毒數消滅，但對身體傷害卻是無形，因此眞心建議，不一定要爲了保肝或是肝功能數值正常，而去吃這些抗病毒的藥物。

關於最後一點，關於定期追蹤檢查，「阿是郎中」還是要說點個人意見，有時候覺得檢查的目地還眞不是只有「早期發現，早期治療」的功效，還有讓檢查者長期陷落在這醫療圈內不斷循環，還可以讓檢查者隨時隨地綁著某種疾病的標籤而且幾乎永遠無法翻身，只是讓自己隨著檢查結果增加更多愛恨情仇而已。

「阿是郎中」，在這視頻節目中，不斷強調身體健康檢查的眞正意義也是如此目地，很多時候如果在做身體檢查前，自己能坦然於胸，不會對檢查結果「呼天搶地」否認，也不會受檢查結果而產生心理起伏波動，那還眞的適合去做檢查，但是如果承受不起這種資料檢查結果心理打擊，「阿是郎中」會建議就不要做，因爲檢查身體，除了傷身之外還會傷害心理，自己也會產生「心想事成」的效應，原本沒有的疾病就可能一而再的在檢查中無聲無息的醞釀而產生。最近，「吸引力法則」的說法很流行，檢查身體就是在找疾病上身。

再簡單的說明，現在病毒性感染，在臺灣已經有四十萬名無症狀的B型感染的帶原者，大家看到這個數字時，不知道是無感還是很害怕，這種情況就像之前的「新冠疫情」，眞的有很多人，就是無症狀的確診帶原者，但是大家還只是依據檢測來做防護，形勢上好像防護很安全，其實更多的無症狀帶原者才是疫情散播的元凶和漏洞，檢測本來就是有這種誤差，才有這麼多的破口，但是大家只注意明面的防護，而錯失暗面的隔離，才造成疫情不斷蔓延與擴大。此處不是想責備誰的防疫措施做的不好，而是太多無症狀帶原的破口，讓人防不勝防，根本無法去全面防範。

再來說罹患肝癌的三部曲，本來都是正常好好的肝臟，隨著時間作息不定的累積傷害，才慢慢變成有脂肪肝、肝炎的情形，直到最後才轉變成肝硬化或肝癌。

對肝癌三部曲的演變來說，目前主流醫學對這些疾病治療的方法，尚沒有百分百痊癒的治法，只能防止它，不要繼續的惡化下去，而且很少有出現可以「逆轉勝」的情況，往往最後只剩下換肝一途，而且還不考量換肝後的排斥副作用。因此覺得此時可以借用中醫的觀點和治療方法，才有眞正「逆轉勝」的機會。

一般肝臟會產生疾病的因素，前面約略提到，有病毒傳染、喝酒喝太過、飲食不當造成的脂肪肝，還有作息不定，熬夜等等其他因素，但依據目前國人看病的情況與長期服藥的現況，個人覺得吃藥也跟肝炎有脫離不開的關係。

「阿是郎中」在臨床上常遇到許多肝腎疾病的病人，都說自己已經吃很多西藥，不想也不要吃中藥，因爲他們觀念中，都認爲吃中藥會傷肝、傷腎，其實他們眞的每天吃很多西藥，卻沒有想到西藥難道就不會傷肝、傷腎嗎？他們沒有做與中醫藥對等的思考，除了觀念是偏差的，對身體的助益當然也會打折扣。

目前根據一些資料顯示，發現國人肝病三部曲。B型肝炎，平均一天罹病十五人次，倘若這種肝炎疫情報導比照新冠疫情一樣，成立防疫指揮中心，每天做全國疫情防治的定時報導，大家應該會覺得害怕和恐懼，只是目前偶爾出現，這樣有意無意的報導，民眾都是事不關己不以爲意的多。

其實每天眞正因肝癌離世的人，應該比新冠確診死亡的人數都還多，只是民眾都不以爲意。畢竟肝病只是單一疾病，如果每天像疫情一樣報導，大家也可能「足不出戶」了。

再來說「肝藏血」的機制，有些持著西醫觀點的民眾可能會質疑，每個臟腑都有血液，怎會中醫說只有「肝藏血」？因爲這是中醫獨特的觀點，跟西醫的思維當然完全不一樣，中醫認爲五臟都有它獨特的管理職責。

因此「肝藏血」不足的話，十分容易引起精神上、情緒上的問題，像失眠的人或者女性朋友月事來產生情緒的問題，都可能與「肝藏血」的機制出現問題有關係。如果發現睡不好，有不易入睡或睡著後易醒的情形，可能必須要考慮到是否肝的藏血功能不太好或者是不足，不像西醫只是用吃安眠藥來強迫入睡就可以改善失眠的觀點大異其趣。

中醫因爲五行的觀點，認爲因肝產生的疾病，很少只是單純肝的問題，多少與脾胃系統有關聯，所以提到有「治肝病先調脾」的觀點，因爲中醫的觀念，牽涉到五行的相生相剋，肝是屬於木，肝木會克脾土，而脾土就是腸胃系統，因爲木會克土，所以只要肝不好，就會影響到脾土的消化吸收功能，所以有肝病的人都是病形消瘦，胃口很差，沒什麼食慾，而這些都是「脾虛」的症狀。

因此中醫治療肝病，不會只有單獨考量治療肝的問題，其它腸胃系統、心理精神狀況，都會全盤性的考量瞭解後才去施治。

由於資料顯示，臺灣有將近二百五十萬到三百萬的B肝病毒帶原者，其中兼有十五％到二十％的人有肝硬化的症狀，這些病人都有九成機率感染過B型肝炎病毒，這資料相信大家看了，可能也是無感居多，除非是眞正的帶原者，不然不會覺得肝病有什麼可怕。

再來說明現在西醫治療肝炎的方式：西醫治療肝病都是一定的治療程序，沒什麼變化也不考慮不同病人有不同體質，所以治療成效就因人而異，這是西醫治療的最大弊端，像針對B型肝炎，就採用B型肝炎疫苗來防治，台灣剛出生的新生兒，大約在民國七十年代，政府開始實施新生兒B型肝炎疫苗的全面施打，數據顯示效果頗佳，迄今這政策依舊在施行，大幅改善B型肝炎感染的人數，只是少了B肝卻竄升了C肝，造成國人感染C型肝炎感染人數大量的增加，掃蕩主要敵人卻竄升次要敵人，結果敵人卻一直都在。

這種感覺跟這幾年的「新冠疫情」一樣，當人們研發出病毒疫苗時，才恍然發現病毒一直在變種，只要人們想要去預防剛開始產生的病毒疫情，就發現病毒變成另外一種型態，像B型肝炎疫苗以爲防治B型病毒，結果C型病毒竄出，人類降低B型病毒C型反而大幅的增加，萬一哪一天C型肝炎可以找到對抗它的一些疫苗或藥物，D型F型又再增加呢？是不是人類世界一直追著病毒屁股跑，永遠也追不上病毒變種的速度，難怪有人戲稱「用明朝的尙方寶劍，去斬殺清朝的官」是沒有任何作用的。

這種接種疫苗方式，結果都是防不勝防，而且會鬆懈自己原有警惕的心。

中醫強調的治療觀念，是針對人體生理去處理，對象是「生病的人」，」會根據病人的體質狀況而有不同的處置方式，不是針對「病毒種類」去處理而不管個體差異，但是疫苗的作用機轉，就是針對已經掌握的病毒來消滅，如果病毒變種或是不同人的體質，就會有疫苗有效和無效的差別出現，如果身體疾病的好壞可以用數學機率來換算，這種治療防疫的方法還能接受嗎？問題是身體健康是（全或無）的概念，怎麼只能保住大部分人而選擇犧牲一些老弱婦孺呢？

像前幾年治療肝炎的藥物是「肝安能」，後來使用一段時日後出現副作用或者是抗藥性，而且療效不佳，再換成「貝克勒」，可以把病毒的數值量都控制的很漂亮，顯示效果奇佳，但是就是要長期吃一輩子的抗病毒藥，而且長期吃抗病毒藥就沒有其他副作用嗎？有時候「阿是郎中」倒會覺得病毒都還沒被消滅，人的命可能提前就沒了。只是大家都覺得這種醫療方式還能接受，也就像「溫水煮青蛙」一樣，反正吃藥沒有立卽的危險性，而且數值很漂亮，就放心使用，這是現代人可憐的通病。

再來說現在肝硬化和肝癌的治療方式，用西醫的觀念來談，幾乎都是「不可逆」的治療方式，治療只能延緩疾病的惡化，希望只寄託在換肝，而且健康的肝也是可遇不可求，一般以親人家屬的肝爲最優先考量，而且不是說換肝後就一切平安，通常還會衍生其他問題，如排斥、性格改變等問題的出現，所以這種只想「一勞永逸」的方式，是無法徹底解決這種疾病。

感覺西醫目前治療肝病的現況，是負面訊息居多，「阿是郎中」出發點不是要詆毀西醫來長中醫的威風，只是多希望大多數民衆別忘記，台灣醫療體系中還有中醫的存在，別把中醫當成只是附屬，可有可無而且難登大雅之堂。

再介紹一些有關中醫治療肝炎、肝病的方法，通常中醫講肝的經絡是從腳講到頭的路線，肝經通過肝臟，所以只要肝經循行路線，它有經過的臟腑器官都算有相關聯，所以可以循經治療，在這介紹一個居家可以自行調理的方式，就是「艾灸治療」，其實艾灸治肝病，是中醫行之已久的方式之一，而且療效頗佳，是一個蠻有效的治療方式，只可惜知道的人太少。所以在此推廣看看，畢竟好東西讓越多人知道越好，不是嗎？

現今人世間的病毒太多，艾灸是蠻好的一種抗病毒方式，雖然一些學者專家不甚認同，總把空氣污染擺在前頭，這樣反而是人們減少自己促進身體健康的一大福音。

甚至一些中醫同業朋友，自己都不認爲艾灸有什麼療效，也說沒科學根據，其實參看歷代中醫醫家治療肝病的方式，中醫艾灸治療肝病是很常見的一種完全可以消滅病毒的治療方法，可惜的是，大家都不知道，也沒有人在大力的推廣，甚至政府官方單位認爲艾灸不能宣稱它的療效，寧願讓它淪爲一種民間療法。但是「阿是郎中」認爲有宣揚此療法治肝病的使命，雖然現在不入流，但只要能肝病的問題處理好就好了，不是好事一件嗎？

## 節氣詩語

好春憑花香，送來人間芳。
娉婷華彩蝶飛舞，絢爛光耀照清幕。
是誰撩撥那紛飛的落葉？
撒滿了一片片丹黃狼藉！
以為春意有新愁，
卻是新芽換舊枝。
淡淡……
流年沁染春意濃。
輕輕……
朝夕相分傾心城。
是模糊視界定格了時光！
是一抹微笑驚豔了春光！
想於千萬人之中，
想於千萬年之月，
讓青春的思念，
永駐春上人間……

# 季春章

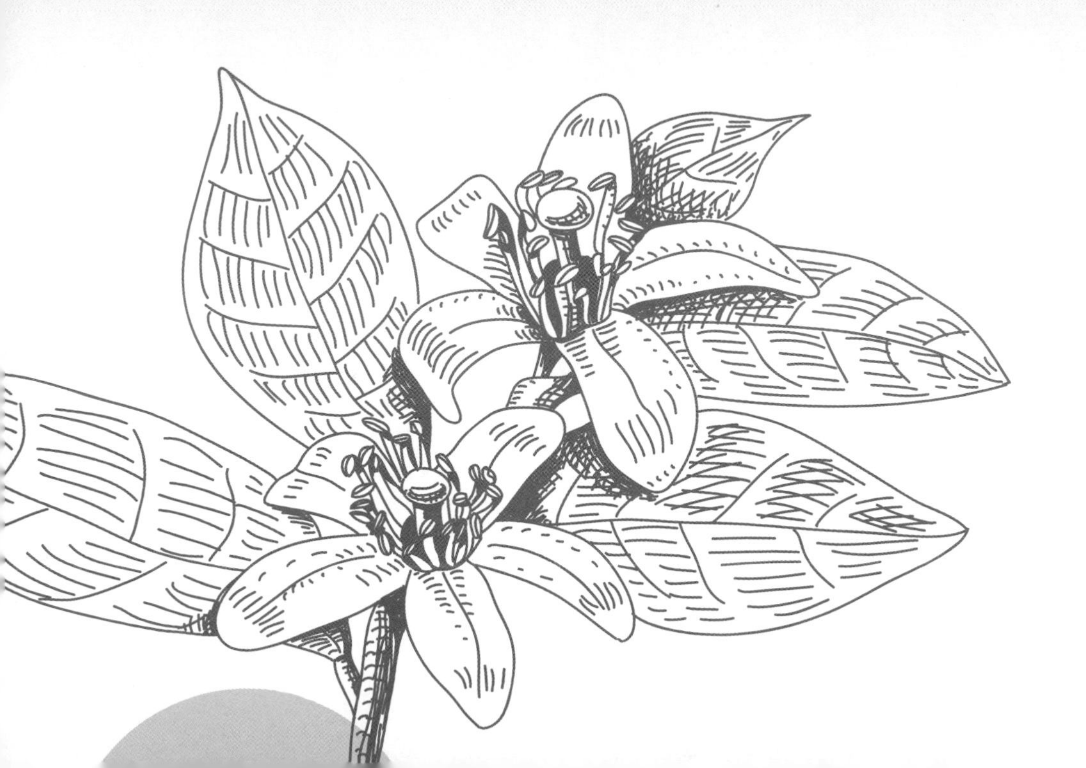

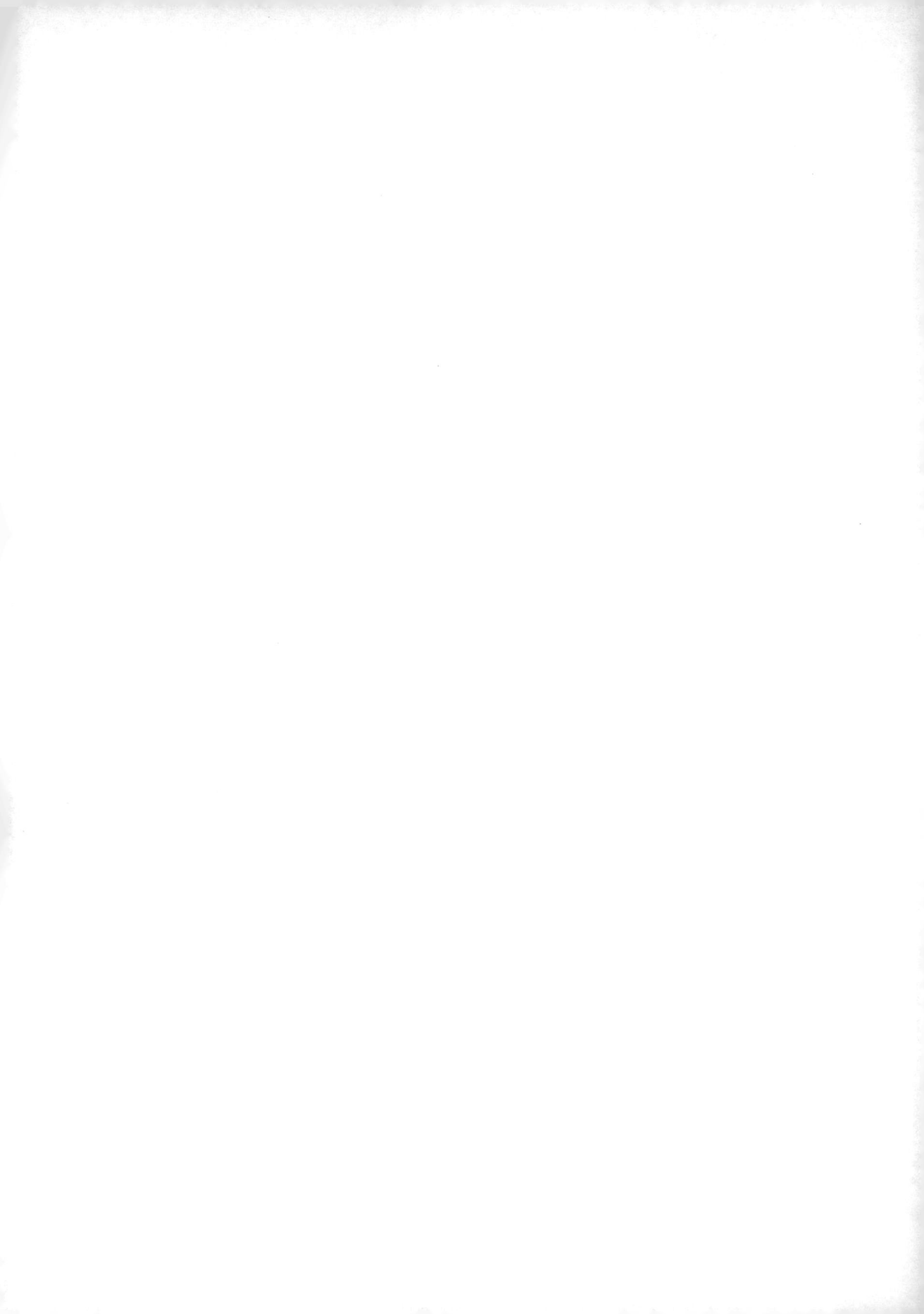

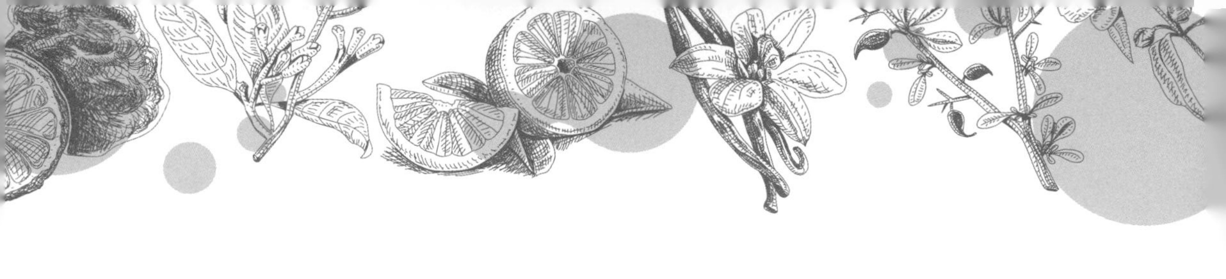

# 第九講　中醫的肝病有哪些？（上）

春分，二月中。分者，半也。此當九十日之半，故謂之分。

——月令七十二候集解

肝開竅於目。

肝受血而能視。

肝氣通於目，肝和則目能辨五色矣。

肝主身之筋膜。

五臟所主，肝主筋，其華在爪。

——黃帝內經



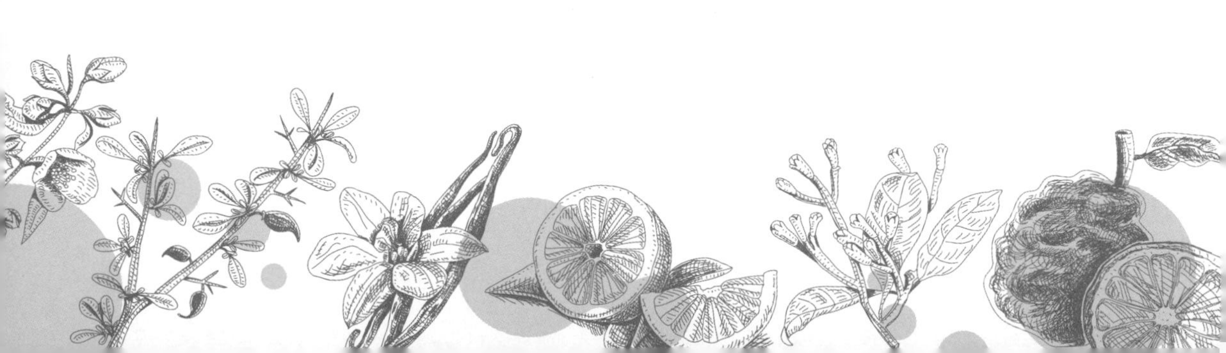

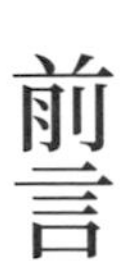

# 前言

春天總有許多意想不到的變化，氣溫陰陽寒熱夾雜，虛實交錯變化，也是讓人防不勝防。

中醫的肝病，簡單的區分有四大種，但是絕對涵蓋了西醫認為的肝病。有人說肝是沉默的器官，其實若用中醫的觀點來說，目前一些嚴重的肝病早早就開始在自己生活的日常中，慢慢醞釀。

大家都知道「防微杜漸」的意思，疾病的發生就是在日常生活裡的不經意中產生，這次「阿是郎中」，要說中醫肝病的四大徵兆，會用中醫肝的「虛實寒熱」的特徵，讓大家瞭解，提早面對肝病的防治方法。

## 中醫肝病

西醫所謂的肝病，有病毒性肝炎、酒精性肝炎、脂肪肝、肝囊炎，還有肝硬化甚至到最嚴重的肝癌，大家都耳熟能詳，但中醫所謂的肝病有哪些呢？

# 治病所？製病所？

最近「阿是郎中」臨床遇到一個實際案例。話說這幾年，剛好有一個年齡五十多歲的大姐，來門診看病，記得當時她臉上寫滿了愁容，問她身體哪兒不舒服，她緩緩的訴說出心中的委屈，她說：「因爲持續兩三年的疫情，讓她這兩三年來身體都沒有去做健康檢查。」

現在疫情趨緩，就乾脆去徹底做個詳細的身體檢查，看看到底現在的身體狀況是怎麼樣呢？後來檢查報告出爐，檢查結果讓她無法釋懷，看診時面有愁容的說，別人一般好事說是「三元及第」，而她檢查報告卻是「三高及第」，檢查報告幾乎都是紅字，說是滿江紅也不爲過，高血壓、高血糖、高血脂是基本配備，心裡很難過，說著話時眼眶充滿了淚水然後沒多久就滴下來，還邊擦眼淚邊說：「不是一直在看中醫做身體調理嗎？怎麼檢查出來的結果還是這樣子？眞的傷心又洩氣！」。

其實當下，也不知道該怎麼去安慰她？因爲她把西醫檢查結果，糾結到中醫怎麼無法改善檢查數值？於是「阿是郎中」跟她說：「假設你參加西醫舉辦的一場遊戲，然後用西醫定的規則來檢驗中醫的療效，這是「牛頭不對馬嘴」的現象，數據不佳這樣就怪罪中醫療效差，如果相信中醫，就不會去參與西醫的身體檢測，畢竟這是兩種完全不同思維的醫學，別被所謂「中、西醫合治」的口號所蒙蔽。

如果你要接受西醫的檢查，必須要先把自己心理建設做好，自己內心要很強大，夠耐壓，要不然對自己檢查結果可能無法承受，就會尋找替死鬼，中醫也是這樣淪爲你心中沒用的療法。」

「阿是郎中」每次在節目中呼籲大家要作到早日「健康自由」，目的就是希望大眾不要淪爲現代商業模式下的醫療行爲，促進醫療永續經營的幫兇，因爲在現今醫療體系下獲利的是龐大的醫療團體，而身體傷害的卻是廣大民眾。

因爲相信西醫的體制，規矩去做西醫認定的檢查，那就是限定自己長期在這個醫療迴旋圈裡，不斷的繞圈圈，而且檢查結果出來有「三高」情況時，就要吃藥控制，完全不想治癒，結果就永遠在這裡轉圈圈，「健康自由」也永遠走不到身邊，永遠在「吃藥—檢查—吃藥」的模式下苟活著。

這幾年仿間流行「吸引力法則」，其中的精髓有提到說：「你不喜歡的事務就要避免去想到它，它就不容易產生。」換句話說，吸引力法則就是「心想事成」法則。沒有人喜歡生病，但是沒事找事做，沒事就去身體健康檢查，不也是一種變相的「吸引力法則」嗎？健檢美其名，可以「提早發現，提早治療」，不也是坐等疾病無中生有，吸引疾病提早上身嗎？

其實，現在人不只是自己要面對檢查結果的壓力，就連選擇尋求哪一類醫療方式也備受壓力，家人親屬都是心中最難突破的那道門檻。選擇中醫治療方式，會被家人責怪太輕忽自己健康，而且標新立異。更何況中醫治癒的很少，治療的效果也很慢，很少人願意背負這種雙重壓力。

# 治病四大難

講一個東漢御醫郭玉的眞實故事，郭玉是東漢和帝時期的御醫，在當時算是御醫界的領導者，剛好東漢和帝算是比較開明的君主，因此故事才有流傳到後世。郭玉提出了治病有四大難處要點：

一、自用意而不任臣。

二、將身不謹。

三、骨節不強，不能使藥。

四、好逸惡勞。

這四大難的要點，跟以前所提到的扁鵲有六不治，一樣有異曲同工之妙，而且迄今都不斷在上演。首先，他提到的第一點：「自用意而不任臣」。意思是病人覺得自己高高在上，當時他的病人是皇上與王宮大臣，這些人高高在上，有自己的主見和觀念，跟現今健保年代的民衆很相似，醫生的觀點不太能左右病人的行爲，因此就算醫師他用心處置開方治療，遇到這種心態的病人，療效一定也不好。

當初有一個達官貴人的大臣，找郭玉給他看病的時候，郭玉戰戰兢兢面對病人，都沒有把他的病看好，漢和帝聽聞到此事，就叫那個大官，喬裝一般人民去給他看病，結果病情卻出意料之外的好，反而病很快的就好了。

這就是說看病的態度和採取的姿態，是會影響治病的療效。有人總覺得付錢就是大爺，自己是高高在上，去看醫生本是要求醫生的幫忙，解除病痛，卻把權勢或金錢，擺放在第一位，就算是醫生醫術好，也不太想治療這種病人。「自用意而不任臣」，說的就是這種現象。在漢朝有它的時空背景關係，但放在今日一樣積習不改，有人就是覺得自己的觀念是對的，醫生所開的處方用藥最好是照病人認定的方式，如果不是病人想要的方式，治不好病痛，絕大部分就是病人自己的問題所造成的。

第二點：「將身不謹」。就是很少遵守日常生活的起居作息、飲食習慣，讓自己生活維持在一個不穩定的狀態，譬如熬夜、喝酒，該睡不睡、該休息不休息，常常都是讓自己身體無法維持在一個平穩的節奏，飲食起居都沒有定時定量，對身體完全不關心與照顧，身體無法適應就會產生疾病，因此產生的疾病當然都是疑難雜症，也不太好治療。

第三點：「骨節不強，不能使藥。」現代人，高粱厚味，衣食無缺，大家個個都像是漢朝達官貴人一般，現在像達官貴人這種體質的人應該很多，因此骨節不強，身體變得比較嬌貴，像是溫室的花朵一樣，禁不起外面一點風吹草動，所以造就成嬌柔的體質，服藥時，很難讓藥物發揮該有的作用，所以，「不能使藥」就是這種道理。

病人倘若都自以爲是的高高在上，十分高貴，體質也是很嬌貴，醫生若遇到這類病人要來治病，當然病就不容易治好，也不太想去治療。

第四個：「好逸惡勞。」有一句話說：「要活就要動。」是建議人們需要適時的去運動，但是也不能太過度太勉強的去運動，結果產生的體悟都是各自解讀，因此許多人都認爲運動是件好事，造成男女不分老幼都把運動當成是健康長壽的萬靈丹，更有許多人把運動當成「地無南北之分，人無男女老幼之別」一樣的抗戰精神在做運動，眞的令人咋舌。

現在運動的人眞的是很多，但是他們都不是根據自己身體的狀況來拿捏運動，而是不分自己體質狀況，只是爲了運動而運動，因此相對產生很多問題，像是運動傷害、骨折甚至運動時產生的猝死情況，比比皆是，但是大家眞的是用「前仆後繼」的精神在運動拼健康。

好逸惡勞是指有些人喜歡享樂，不願活動，造成身體產生養尊處優的現象，可是很多人把這種現象解讀成不喜歡運動，「阿是郎中」覺得這是兩碼子的事，一碼歸一碼，不能混淆而論，更何況漢朝距離現在兩千多年，當時有人像現在這樣在倡導運動的嗎？

人能活著就是要活動，但是也不需要過度運動，相對於現在這個「錦衣玉食」的年代，可不要把不適合運動的人說成是好逸惡勞，這是不太公平的說法。現在運動種類是很多的，也越來越無極限，運動太過度，雖然不是好逸惡勞的表現，但相對也會產生疾病，也不太容易治好，所以萬事萬物以適度爲準，太過與不及都不好。

當然郭玉時期，還有一個故事，順變說給大家了解；古時候把脈，有鑑於身分與性別的差異，因此醫師斷病不一定可以做到望、聞、問、切，面面俱到的診斷；當時漢和帝爲了要試試郭玉看病斷脈的功夫，故意派一個太監和一個宮女，躲在布幕後，一人伸出一手，讓郭玉去把脈斷病，郭玉當下其實看得出來，兩手脈不一樣，不是出自同一人之手，當下也不好意思說是皇帝在耍他，他就說，「這人脈象左手右手是男女不同的脈象，不知道這是什麼原因？」，故意假裝糊塗，直說很奇怪，後來皇帝就哈哈大笑的說出原因。他們脈象當然不一樣，分別是一男一女，只是皇上要做弄你而安排的。

從這故事知道中醫把脈，還是用手去接觸的，其實高明的大夫，眼睛一看就知道，兩隻手的顏色質地粗柔和脈搏規律都不會一樣，心裡應該知道不是同一個人的脈象，因爲在那個封建年代，皇上要戲弄臣子，無可厚非，當時醫生的人權也是不大，皇上稍有不悅，御醫照樣會掉腦袋，當下皇帝命令他要把脈斷病，也不敢說出眞相，所以「阿是郎中」，呼籲現在人看中醫可別帶著戲弄的心情求醫，因爲最後結果害的可能是病人自己。

因此想跟大家說的是，中醫把脈斷病，最主要的是觀察病人的氣血狀況與身體症狀吻不吻合，可別把戲劇上演出的段子當眞，用絲線去把脈，象徵男女「授受不親」，也不是很切合實際現狀，至少隔個布幕讓醫生看不出是男是女而已，不用去細究這些脫離現實的狀況，也別把中醫當神話看待就好。

## 中醫肝病的虛實

大家都聽過「虛虛實實、眞眞假假」這些話語。其實肝臟有沒有問題，單純從西醫的觀念，是很難去理解肝的虛實。有人認爲一個肝就是一個肝，還分什麼虛實？但是以中醫的思維來講，「虛實」這道理就顯得十分重要，中醫認爲肝是「體陰用陽」意思就是，實質是屬於陰性的有形臟器，卻也是由無形的陽氣來決定肝的實際功用，其實陰陽是跟虛實一樣是相對的一種概念。

首先定義「虛」，虛就是「該有的東西沒有」；而「實」就是「有了不該有的東西」，譬如身上長腫瘤、腫塊，就是生了不該有的東西。而虛症是該有的元氣、魄力沒有或太少。

再細一點用「火」來說明，一般來說，虛火和實火是兩種不一樣的名詞，倘若出現虛火是比較偏陰症、寒症，因爲身體本該有的元氣或魄力沒有了，也因過度消耗揮霍或者是原本天生就不多的意思，身體製造供不應求。反觀，實症就是陽症、熱症爲主要的概念，身體不該有的物質過多，像發炎、發燒、口乾舌燥、火氣大、口氣重、易便祕、易口瘡的人都算是實證的對象。

一般說來，說火氣大是只火氣很旺，是高於水準之上的現象，叫做實火；而另一種虛火，雖然有火氣的說法，但是這火氣都在水準之下，只是另外一個陰涼的氣更多，火熱氣被陰寒氣壓過去，所以叫做虛火。

很多人一聽到火就覺得這是熱，其實不一定對，畢竟火氣的虛實不是全然的有或無，而是一種相對比較出來的現象。

這裡介紹「虛實」的症狀。

有人認爲身體有火氣就是一種上火，也覺得火氣大就是一種傷害社交的行爲，因此都覺得火氣大是沒禮貌與不衛生的。其實人活著就只是憑藉身體一口氣在，如果沒那股氣，其實應該跟死人也沒啥差異了。

「阿是郎中」在臨床上看到的很多人都說：「醫生，我火氣大，想趕快把它降下來。」其實這身上的火，要降下來是很容易的，只是一旦降火氣，傷害到脾胃系統，身體反而會沒有「生氣」，這樣對身體功能的恢復，反而是不利的。

一個人生命剛結束時，與活著的人最大差別，就是沒氣了。生死之間的最大不同，就是身上有沒有那「一口氣」的存在。現在以「腦死」來判定生或死，個人倒覺得身體的溫度應該也可以決定。

因此希望大家釐清身體的氣是實火或虛火，再來決定如何處理，不要想盡辦法，一直要想把自己身上的「那把火」降下來，應該事先要知道身體產生的火氣是哪一種，再去調理就比較合適。千萬不要一味認爲，身體火氣大就是一定要降火，就是要吃清涼的寒冷的食物。有時候會適得其反，越要降火氣越快，身體受損就越嚴重，若自覺火氣還是一樣大，反而是出現沒有元氣的象徵，如此是很容易會產生其他的病情，也可能會產生更多的火氣！

有人的想法說是，會上火可能是食物烹調方式所造成的，當烹調食物的火力越旺，高溫越大的方式，反而更容易上火，這「似是而非」的論調，常常迷惑認識不清事情的人。食物怎會因烹調方式的溫度過高而產生身體上火的現象？如果眞是這樣，餐餐吃生冷食物不就沒上火的問題？

如果上火是這麼簡單可以處理的話，只要減少熟食，不要吃燒烤的食物如麻辣鍋、烤肉等等，應該就不會有火氣了吧？可見人身體上火與否，不是那麼簡單的概念，因爲食物不會因爲改變烹調方式就會造成所有人產生火氣大的現象。

再來就是說藥物。大家都看過也聽過中藥，都覺得吃中藥就只能是「補」的單一方式，「阿是郎中」曾經說，「補」有二種涵義，一種是「補益」，添加的方式，就是再添加一些物質進去，像加油一樣，另一種補的方式，是身體機能有些老舊或缺陷，就像衣服穿久穿出破洞或者一個鍋子、一個水桶，本身破一個洞，容易漏水，把這破洞補平、補滿不要讓它再漏出，也是一種「補」的涵義。

因此不要先入為主的，以為吃中藥都是一種「很補」的行為。吃太補的中藥會上火，是很多人根深蒂固的觀點，常常病人看中醫，吃中藥，都會提醒醫師不用太補，因為吃中藥都會上火。

中醫並沒有開「補火氣」的中藥，病人「先入為主」的設下限制，最終影響的都是病人自己身體恢復的關鍵點。為什麼有人覺得上火，是一件很恐怖的事情？這多少都有一些自己「先入為主」的觀點在作祟，認為只要吃中藥就是一定會「補火氣」，補火氣就會導致病菌的衍生，所以一旦接觸中醫藥，擔心的不是會不會好，而是不能上火氣！很可憐吧。

另外一種上火的現象就是睡眠不好、睡眠不足等等原因。

其實一般人熬夜或失眠，身體的機轉本來就會產生肝火大的現象，這是為了防止身體不正常使用的防禦機制，一旦過用就很容易造成代償的異常情況。然而這些情況通常都是造成「虛火」的比例較多，再加上自己吃一些燒、烤、炸、辣提神的食物，也許會短暫提升火氣，但絕對不是最主要的因素。

身體上的火氣，本來只是一種代謝產物，只因無法找到正確處理宣洩的方式，因此慢慢積累而成的現象，只要有點中醫概念，會知道從個人的體質去調整，再配合飲食作息的規律，才是最實在的降火氣方式。

再來簡單的區分實火與虛火的區別。通常看中醫的時候，中醫大夫會請病人伸出舌頭，目地就是看舌質與舌苔的質地與顏色的變化，當然這項診斷方式，在疫情後已將近斷然無存，這也是題外話，目前端看中醫師個人自由意志判斷要不要看而已。

通常中醫觀察舌質舌苔顏色的變化，舌質紅、苔黃的多偏「實火」，「虛火」是舌質淡紅少苔，雖然字面都是有火，但是根據舌質與舌苔顏色的多寡，就可以判定火氣的虛實。

其實火氣的虛實，相同點就是身體有發熱的感覺，如容易長痘痘、口舌偏乾，比較不同的地方就是手足心熱、潮熱盜汗、眼睛乾澀等等，有這些症狀的是虛火。而急躁易怒、眼睛紅腫、口氣重、易便祕，是實火的體質。

當然中醫有分很多種火，像心火、肝火、胃火、肺火、肝火，是臟腑就有火，有空再深入說明。

再來說明中醫認爲每個時辰的循行經絡並不一樣，有過了「這村沒那店」的感覺，有人認爲睡眠只要睡滿八小時，就對身體有益處，持這樣觀點是很傷身體的。畢竟夜晚不睡，都是肝膽經循行的時候，此時不睡覺，肝膽一定受影響，有人因熬夜過勞，產生爆肝現象就時有所聞也是這個道理。

春天時是「養生、養肝」的好時機，而且肝膽經一天的循行時間又是（晚上十一點到凌晨三



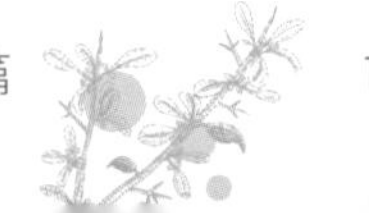

點）。有人認爲睡眠時間，只要足一天八小時，錯過子時、丑時這個時間，再找其他時段補足睡眠，而且睡久一點就可以。其實睡眠「時數」是可以補回來，但是錯過肝膽經的「時段」，是千金換不回的，相信熬夜或上夜班的人一定能體會到。因爲每天每個時辰，該走的經絡是完全不一樣，也是絕對補不回來的。

因此「阿是郎中」強烈不建議從事熬夜工作，這是用身體健康來換金錢，得不償失啊。

有人比較晚睡或熬夜就容易爆肝，是因爲這一時段十一點到三點是肝膽在經絡走的時間，也不是其他臟腑循行時段，身體刻意此時不休息，爆肝是理所當然。

中醫簡單的區分，有四種肝病，最主要還是「實與虛」這兩大類，先講「肝實火」這一類的肝病。

第一個「肝實火」的症狀就是眼睛比較紅、目刺腫痛、容易發脾氣、容易發怒，看誰都不順眼，其實睡眠狀況也不會太好，所以這一類的肝病常會出現高血壓、腦溢血，甚至吐血的情況，脾氣隨時可能會爆發，嘴巴常常有破的情況，口氣也不好，以上都是「肝實火」的現象，但並不是所有的肝病都是這樣，也有少數不是「肝實火」，一樣會產生嘴破的現象，而把它歸類到「肝實火」，在臨床時是需要進一步鑑別的。

如果「肝實火」的症狀產生在女性朋友的時候，有這種體質的女性朋友比較容易產生月經崩漏的現象。像《紅樓夢》書上說的王熙鳳，她管理一個龐大的家族，這家族上上下下幾百人，都是需要她把事情都分配管理的有條不紊，雖然不是，事必躬親，但至少錙銖必較，因她很會算計，最後算計到傷了自己「卿卿性命」。其實肝病的好壞比較不分年齡，王熙鳳最後因爲月經來時產生大出血而魂歸西天當時也才不過二十幾歲的年紀，所以有肝病的人眞的不能掉以輕心，千萬不能自恃年輕，而疏忽肝病對身體的傷害。

因爲王熙鳳這種「肝實火」的體質，造成月經來的時候，發生大血崩，產生失血太多，而且沒辦法有效止血，眞的傷到她自己年輕的性命，最後就因爲這樣就走了。

如果「肝實火」是男性朋友，反而容易產生與生殖器異常的勃起而陽強不倒的現象。一般人大半會羨慕這種情況，如果眞的發生在自己身上，現實中還是很痛苦的一件事，而且一樣傷身體，千萬別以爲這種人不多，在臨床上還是有出現這種現象的案例。

現實人生中，有不少男性朋友爲了「性行爲」這檔事，吃一些威爾剛等等壯陽的藥物，想要增加性功能。這種人刻意的行爲，是很容易產生「肝實火」的現象，現代人「以酒爲漿，以妄爲常」的觀念深植人心，實際上就很容易貪圖一時享樂，造成壽命的減短。

有時候，人們以爲喝酒可以助興，其實這些歡樂都只是一時，對身體傷害卻是永遠的，所以「肝火上炎」通常就是指這種現象。

倘若用夢境來說，「肝實火」的人比較容易夢到去森林，森林裡面有風吹，然後風吹就產生火災，睡在旁邊的人很容易被「肝實火」做夢的人打醒，或是出現生氣而產生打砸物品的聲音或者行爲，這些都是「肝實火」的一種症狀。其實夢境是身體在睡眠時一種自我心理修復的方式，所以產生的夢境通常就是晚睡熬夜的人或者是過肝膽經的時候還不想睡覺的人就比較容易出現而且又傷神、傷魂，惡性循環的結果可能會瘋掉，因此若有發現做夢會拳打腳踢的人，建議盡快看中醫，因爲「人臥則血歸於肝」，不躺下睡覺，沒法讓血回到肝裡面去休息，守住他的魂魄，久而久之身體就容易產生失眠甚至精神錯亂的情況。

此時如有「肝實火」的症狀，是應該如何去治療呢？

有「肝實火」的人，原因多少是吃太多辛辣食物所造成的，而且這些人本來就是比較喜歡吃一些燒烤的、辛辣的食物，再加上又喜歡熬夜、追劇、打遊戲，所以造成火上加油的現象。

通常這種飲食和作息習慣都走極端的人，建議改善原有違反正常生活規律的行爲外，也可多吃一些酸性和熟熱過的食物，像酸梅湯、酸辣湯、醋等等，這些酸性的食物是很有機會改善的。

通常一個人肝氣比較充足時，也是建議吃些寒涼的食物，以水果的酸寒性質去平衡體內的「肝實火」，但不建議多吃、甚至天天吃餐餐吃，至少自己要在生活上去學著做一些調整和拿捏，日子才不會如此清淡無味。

也不太建議只用食物或者藥物來做一些體質上的平衡，因爲都是治標不治本。

人生很奧妙，有人忌諱喝酒，滴酒不沾；有人嗜酒，喝酒太多太過以致傷肝膽，酒雖然可以使身體實效提升肝氣與鼓舞肝血，但是喝太多、太過，就是過度，一定會傷身。像腦溢血、腦出血這種中風的現象，多少跟酒有關聯，所以中醫的治療方法就是「引火歸原」，讓放蕩不羈的火氣，能回到原本的居處才是正途。

這裡再次強調一種眞的很有效的治療肝病的外在治療方法，就是用「艾灸」來治療各式各樣的肝病。「阿是郎中」會如此建議，就是發現「艾灸療法」，眞的有很強的臨床實效性，只可惜在有心人士打壓下，可能快要絕跡了。

中醫的肝病都可以用艾灸來治療，很能幫助肝功能的恢復，有人一聽到以火治療肝炎，就直覺認爲是「火上澆油」，這無異斷送恢復肝病的一大好方法，因此還是趁機呼籲一下，肝病看中醫用艾灸確實有療效。

其實有「肝實火」的人，口瘡、口臭、嘴破，可在雙腳底或者三陰交穴位上去艾灸，就可以把上半身的火氣往下引，然後從腳底把實火氣排出去，嘴巴破、口瘡就好了，比吃冰冷食物還更迅速有效。

再來是講「肝實寒」體質，這一類人與「肝實火」體質是相對的現象，火是熱，冰是寒，而這「肝實寒」的身體，比正常人多一些陰寒凝滯的症狀，而這現象一時化不開，因爲寒凝已久。

通常這種人的個性，比較容易委曲求全，凡事往自己腹內吞，但凡有生悶氣都是憋在心裡、積在肝中，久而久之就會產生不該有的物質在體內，而這就是所謂的腫瘤。一般像膽結石、脂肪肝、肝內血管瘤、卵巢囊腫、乳腺增生、肝癌等等疾病的產生，都是偏「肝實寒」的體質所形成的，這也是近幾年來，這麼多奇奇怪怪腫瘤產生的原故，許多疾病問題，是日積月累所造成的，平日的委屈、害怕都會產生，再加上冰冷不忌，吃些生冷的食物所造成，此外平時吃素的人，也比較容易產生膽結石、脂肪肝、乳腺增生、甚至是肝癌，這都是陰寒食物造成，畢竟這些習慣與飲食都是「肝實寒」體質所具備的必要條件。

此外一般西醫認爲原本健康的肝臟，慢慢演變進行到脂肪肝、肝臟纖維、肝硬化時，都說是無法回溯到原來健康的肝臟狀況，主要原因西醫認爲這是一種不可逆的發展，最後只剩下換肝一途。其實只要好好瞭解中醫肝的體質狀況，再對症治療，可不可逆就變成一種無法理解的神蹟了。

中醫治療肝病，自有它獨特的方式，倘若好好的遵循中醫治則，一發病的開始去處理去調整治療是可以逆轉的。

再來說「肝實寒」體質人的夢境，這種夢境與「肝實火」就完全不一樣，反而比較容易夢見一些腐朽的樹木和發霉的東西，我們知道孔子說過「朽木不可雕也」，這種朽木是潮濕的木頭，死亡的樹木通常有分成枯木和朽木兩種，朽木容易長一些香菇類、菌類，因本身濕氣重，相對的人體若也是濕氣重，就是身體裡面的寒氣、濕氣太重，當然容易夢到長蘑菇、長苔蘚的環境，如果有人家裡常發現牆壁有發霉的現象，睡覺時就會夢到比較濕冷發霉的東西，甚至夢到不小心掉到廁所裡面或是水裡、池塘裡面，這就是「肝實寒」體質的人，是比較容易產生這些濕寒的夢境。

至於調治「肝實寒」的方式，最好讓寒氣、濕氣有通暢排泄的管道，像肝排泄的管道是藉由膽囊排出，但是現在很多人因爲膽囊結石或膽囊腫，而把膽囊切除，這類人失去肝的有效排泄管道，肝臟產生的廢棄物或膽汁，沒有緩衝的臟器，很多疾病也就因此而孕育而生，就會產生其他疾病。

一般女性朋友，在還有月經週期循環的時候，倘若產生肝膽系統的問題會比較好治療，因爲女性朋友幾乎固定每個月都有月經來臨，相對。排除肝臟產生的代謝廢物或毒素，但是如果子宮卵巢拿掉了或者是剛好已在停經期的時候，這時候如果產生肝膽系統的疾病，就跟男性一樣，不太好治，因為少個正常排泄的管道，或是已經堵塞管道，產生的疾病，真的就不太好處理，因此停經後的女性朋友就不好治療，跟膽切除後肝缺乏排泄管道的道理一樣。

這時候「肝實寒」體質的人，建議平時可多吃些辛香溫的食物，好散散體內的陰寒之氣，像薑蔥蒜這些都是辛香溫的食物，至於冰涼的食物，如生魚片、生菜沙拉等等生涼的食物，都不建議太常食用。另外也告知一個常識，其實吃素者大部分食物都偏寒涼多，因此吃素的人，臨床的案例來講，罹患膽結石的人真的比較多。因此也建議常吃素食者要小心避免產生「肝實寒」的體質，畢竟為了信仰犧牲身體健康無話可說，但若是為了身體健康才茹素，而罹患「肝實寒」體質的話，可就得不償失，所以理解中醫觀點是很重要的。

## 節氣詩語

總想把春天留住，卻換來三月的即將流逝。
過往每月兩次的節氣時節，都用文字留住當下的心情，而今每月的心情卻留也留不住。
三月天的溫度，像個淘氣小孩，門裡門外的嬉笑聲不是一模一樣，讓氣溫的冷暖總在衣服穿脫間上下震盪，而時間就是這樣悄無聲息的流失，流失的無影無蹤。
有時，感覺今日少年明日老，其實山，依舊好；人，卻憔悴了。

近來好像有「去年春恨卻來時，落花人獨立，微雨燕雙飛」的感覺。
雨下微微，天陰卻長空漫漫。
想要有春生天晴虹彩亮麗的魅力。
也想有醉酒酒醒後的舒暢情懷。
走過了驚蟄，也過了春分，轉眼間又將清明。
說是蝶戀花，蝶戀到花都跟著謝了，還是依依不捨。
畢竟這春天還有那一點尾巴，可以享受春天吶喊的氣氛。
此時看著花開花落，才驚覺到茶花結滿了花蕾卻沒有開花的跡象！
想是春寒料峭，凍到忘了天時錯過。
喜歡蘇東坡，「且將新火試新茶，詩酒趁年華」的樂觀。
也正在學習他面對天地萬物的從容豁達與大度自若。
更喜歡一年四季的替換變化，
只期許——
年華不要老的太快就好了。

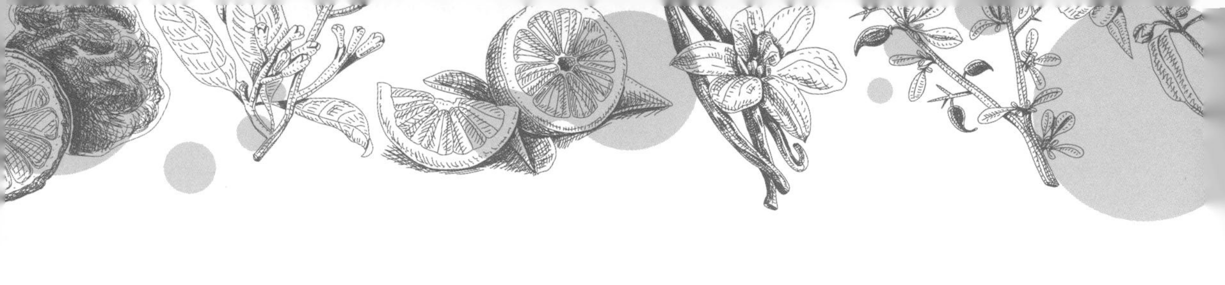

# 第十講　中醫的肝病有哪些？（下）

清明，三月節。萬物齊乎巽。物至此時皆以潔齊而清明矣。

春天六個節氣，1.立春 2.雨水 3.驚蟄 4.春分 **5.清明** 6.穀雨

——月令七十二候集解

肝藏血，血攝魂。

肝藏魂。

肝氣虛則恐，實則怒。

故人臥血歸於肝，肝受血而能視，足受血而能步，掌受血而能握，指受血而能攝。

——黃帝內經

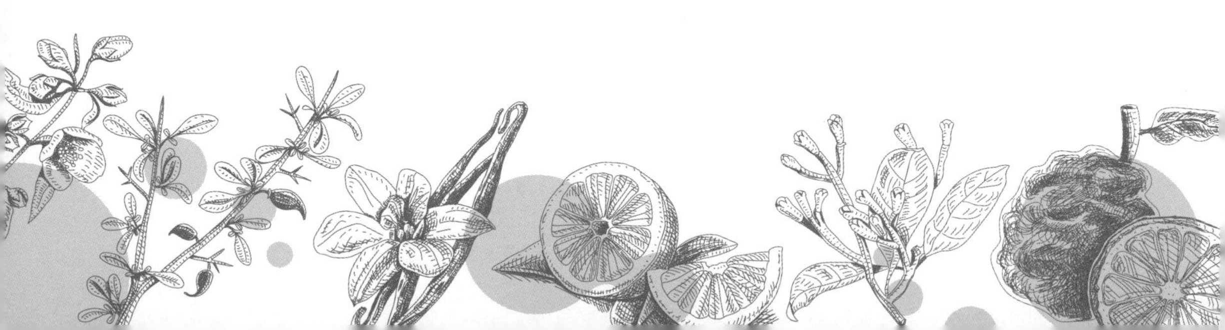

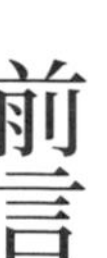

## 前言

誰都想把春天留住，無奈時間已走到了「清明」時分，春天就只剩下短短一個月不到的時間。

身體經過一年一次的「冬藏」之後，就是要把冬天積壘的能量，在春天時，有效的宣洩出來，所以中醫有句名言提到：「非升降，無以生、長、化、收、藏；非出入，無以生、長、壯、老、已。」生命就是一種圓的循環運動，輪流交替，循環不已。

生活在大自然裡的人們，都離不開這種「升降出入」，循環不止的規律。其實我們原有自己的生活本能，卻因時間流逝而不斷在流失中，這是值得大家深思警惕的。

## 清明節氣

癸卯年（西元二零二三）清明節的節氣從四月五日到四月十九日。

春天節氣到了「清明」時分，雖然不一定會「雨紛紛」，但是每年到了清明時節的時候，都表示春天已經接近尾聲，春天只剩下最後兩個節氣，「清明和穀雨」。

不知道大家有沒有體會到，癸卯年的春天卽將結束的氣息呢？

清明時節雨紛紛的那種氣氛，最近時常上演，「阿是郎中」也有感受到，天氣有時下雨，有時陰冷，但終究還是春天的氣氛，春天的氣息跟冬天的氣息畢竟還是不一樣，春天的氣溫多變化，季節交替前後，奉勸大家還是要小心注意身體，因爲近來感冒的人也不少。

首先用一首詩來應景，讓大家感受春晚的氣氛：

時節清明紛紛雨，
桐花帶淚因雨陰；
晚春萬物蓬勃甦，
流蘇飛絮似淚雨。

從詩中可看到，春天淸明時節常看到的景色，淸明時節有三候，「一候桐始華，二候田鼠化爲鴽，三候虹始見」。說明淸明時節，白色桐花開始出現，田鼠是比較陰寒的動物，跑到樹洞底下躲藏不見，卻被古人認爲是化爲鴽鳥而在天空飛翔；三候也常在雨後出太陽時，天上會出現彩虹。

在淸明節前後看到彩虹的機會是比較大的，西元二零二三年的淸明下雨比較少，相對地彩虹也少見到。

因爲彩虹通常是在下雨之後，出現太陽才會出現，因此天候有出現這種現象，彩虹就容易看見了。

# 肝病的虛實（下）

中醫虛實對應肝治療方法很簡單，治實證用瀉法——如「釜底抽薪」，而治虛證用補法——如「雪中送炭」。通常治療「實證用瀉法」，是實症都代表滿、漲，就像一個杯子裝滿水了，沒辦法再加只能把它倒掉、卸掉，感覺就像是升火烤肉一樣，當柴火燒得很旺時，我們要降低火量，只能撤掉一些柴火，因此火太大的時候，撤掉柴火就是「釜底抽薪」，方法就是把那些柴火抽一些出來，讓火變小，就是這個道理。

至於「虛症用補法」，就像一個空杯子，沒有裝什麼東西時，辦法就是加些東西，感覺像「雪中送炭」一樣，讓人感覺充實，溫暖，而這就是虛症用補法的原理。

講個生物時鐘的故事，生物時鐘是一種生物本能，前陣子「阿是郎中」的小女兒，是大三學生，課業上比較忙露之外也養成晚睡習慣，因此白天起床一定需要鬧鐘叫醒，有一天，鬧鐘定時鬧鈴，結果響了很久，也不見她起床，反而吵到的是已經睡醒了的我，她自己還在床上呼呼大睡，不聞鬧鐘響。由此可知生物時鐘，眞的是有它存在的道理，只是人類利用科技之便，慢慢剝奪自己的生物本能。「阿是郎中」，隨著年紀增長，作息規律常配合大自然的作息，幾乎睡覺起床都能很精準，已經不需要鬧鐘叫醒多年，自己認爲有恢復久違的生物本能。每天早上都會固定時間起來，甚至睡午覺的時候，也是固定一小時後就自動覺醒，誤差都在五分鐘內，根本不需要鬧鐘，就可以醒來。

現在叫起床的鬧鐘，除了對一些晚睡的年輕人或者是隔天有重大事情的人，記鬧鐘有喚醒作用外，對老態郎中的我，已經是沒有很必要的東西了。

近來很流行的小米手錶，號稱可監測身體上的心跳、血壓甚至血糖，嚴重時還會發出警告，跌倒也會通知別人來幫忙，很神奇可以掌控人身的食衣住行生活，「阿是郎中」個人是感受不到那種神奇的威力。畢竟科技的東西還是科技，缺乏人性。有人常在診間說：「昨天睡不好，小米手錶顯示熟睡得情況也只有一兩個鐘頭。」

我說：「這是必然的情況。」是人們相信戴在手上的手錶偵測的結果，要我本人就不相信，有哪些健康正常人在睡覺的時候，手都不會動呢？而且動的結果當然偵測到是顯示睡眠品質不佳的情況。而機器是很死板的，只根據設定程序來監測，也無法隨機判斷人睡眠時出現突發狀況，當然就直接顯示睡眠品質不佳，其實睡眠好壞，本人應該是最清楚的，只是現在的人都把這些都交給科技把關，寧願放棄自身感受本能，反而信賴藥物、信賴機器，其實是很悲哀的現象。

現在人類都把本能丟掉，生活作息都依賴科技，連身體健康也依賴科技，是很可憐的現象。

前一陣子因爲疫情影響，很夯防疫神器——血氧機，甚至還出現假的血氧機充斥現象，把這機器套在布娃娃上，也會顯示數據資料，就可以知道，又是一種安慰效果大於實質效用的機器。從這些事件就可以清楚知道，科技可以製造數據資料，因此作假也很容易，因此不得小小吐槽一下，連中醫公會發的紀念品，就有一個「血氧機」，眞不知道是在打中醫師自己的臉嗎？中醫的功夫「望聞問切」四診，已經在疫情期間蕩然無存，居然還公開讓中醫會員，廣泛使用血氧機，難道眞的要做到中西合併的境界，才是眞本事嗎？

這事件讓「阿是郎中」，一時忘了自己是中醫還是西醫？眞的一個疫情，沒有讓中醫更強大，反而是中醫同道中人，慢慢的把中醫原有的診斷工具都捨棄，然後再去追求科技診斷儀器，想讓大衆更認同中醫，反而是適得其反，讓中醫更沒底氣，更讓中醫徹底喪失該有的中醫精神與味道，未來大衆接觸到的中醫，都是一種科學包裝下的「現代化的中醫」了。然後傳統的中醫就漸漸勢微而消失。

言歸正傳，再補充額外的肝病現象，有一種「寒凝肝脈」的現象，就是身體比較偏寒性，常見的症狀就是怕冷、手腳冰冷，下腹脹痛、睪丸痛、小便淸長，以女孩子會比較常見，有這種症狀的人就要避免寒冷食物的經常攝取。

另外一種肝病，就是「肝血虛」，大家都以爲血虛就只是貧血，其實肝血虛常見到有臉色發白、經常疲勞想睡、沒精神、眩暈、耳鳴、睡眠障礙、眼睛乾澀、心悸、健忘、月經失調等等，這些症狀用西醫檢測的方式是無法查出來，還是要用中醫的方式配合脈象，才能眞正改善和治癒。

有這類症狀的人，除了看脈象的診斷，運用望診看臉色氣色狀況，就可判定身體氣血不夠，但是有些人會說，檢查的血色素數值都很充足，抽血只抽出那一管血的血色素沒有缺，不代表全身不缺血。

只要有人有肝血虛的這些症狀，面色發白，一定也睡的不好，尤其年紀越來越大的，如果是年輕女性朋友還會有月經紊亂的問題，以上這些也都很容易造成肝病的產生。

再來講「肝虛寒」和「肝虛火」這兩大類肝病。

通常有「肝虛寒」這種肝病體質的人，他的個性脾氣就是該硬的時候不夠硬，遇到事情時，該負責的時候，不敢負責也不想負責，沒什麼擔當，比較膽小、講話有氣無力，做事猶豫不決，容易害羞。其實這種人也不是故意要這樣，「阿是郎中」，小時候也是比較害羞，體質偏「肝虛寒」，倘若有來診間找我看病時，一些朋友都會看到我，衣服穿的比較多，也應該是這原故吧。

此外，有「肝血虛」症狀的男性朋友，也容易有陽痿的現象。當然「阿是郎中」並沒有這種問題。

而女性朋友就更容易產生手腳冰冷，常常月經要來不來的感覺，嚴重時還會產生經血不停，出現大出血的症狀，甚至有人會容易常常閃到腰、膝蓋疼痛，都是這原因造成的。

有「肝虛寒」體質的人，睡覺時的夢境，常會夢到在稀少的樹林間，但是在樹木稀疏的森林走動，卻居然走不出去這個樹林，十分容易迷路。有時會夢到一些荒草、或夢到沙漠，有種乾枯寒涼的感覺。至於「肝虛寒」的治療方法，中醫會想這類體質的人，是常常受到壓抑，會希望把壓抑在體內的怒氣能有效排出去，因此會建議用「站樁」的功法來排除，每天站十分鐘到二十分鐘左右，就很快可以把體內這些的虛寒氣排出，也建議多吃溫熱的食物，千萬不要怕上火而減少身體恢復的速度。

有很多人以為嘴巴破了，直覺觀點就是身體上火，這就是觀念太狹隘。因為「肝虛寒」體質的人也會產生嘴巴破的現象，此時要少吃寒性、酸性收斂的食物，因為這些寒性酸性收斂的食物，是容易產生火氣的。

因此「肝虛寒」體質的人，建議吃溫熱的食物，像牛肉、羊肉、薑啊、荔枝、龍眼、紫米等等食材，體質就可以慢慢改善。

第四類肝病講「肝虛火」體質。

有「肝虛火」體質的人，剛開始絕大部分都是先出現「肝實火」的症狀，然後慢慢的在體內燒啊燒，而沒有處理，燃燒久了就會變成「肝虛火」的現象。

「肝虛火」體質的症狀，有眼睛容易乾澀，常有乾眼症、視力減退的現象。

通常年紀大的人，比較會出現這些現象，另外目眩、容易頭暈、掉頭髮、飛蚊症、肌肉沒有彈性，甚至產生現在很流行的肌少症，其實年紀越大肌肉本來就會越少，大家把它歸類是運動太少所造成的現象，是很大的認知錯誤。因此不要一味的認爲，運動就可以改善，而把運動當成健康的萬靈丹。

眞正原因都是身體裡的「精、氣、神」不太夠，簡單說就是「肝血不足」，平時只要吃些補肝血的食物，避免過度浪費精力就可避免。

記得「阿是郎中」，看過一個八十幾歲的阿嬤，本來就容易出現頭暈現象。我說：「阿嬤，你肝血不足，飲食不要太清淡，食物選擇太極端，就像劍走偏鋒，身體比較容易出現問題。」

她說：「可是吃豬肝補血，又擔心膽固醇過高，實在很兩難。」

有人不煩惱眼前頭暈、肝血不足的困境，卻擔心未來可能中風的風險！



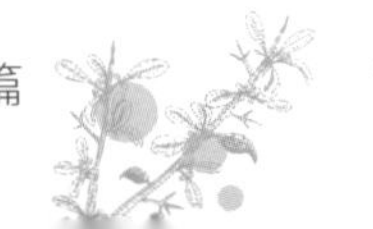

好奇怪的邏輯思考，已經八十幾歲的人，還在計較膽固醇過高，卻擔心未來會產生的問題，反而不怕目前頭暈、睡不著的現狀。

這種現象眞的很普遍，就像運動鍛鍊身體，這種運動鍛煉身體的觀念，也是把人的健康思維限制死死的，如果思維觀念沒辦法改變，這輩子再怎樣的運動鍛鍊，也不可能把身體練的健健康康。

這些觀念狹隘的問題，都一直會跟著「肝虛火」體質的人，畢竟體內精力一直在虛耗，也不見得有效補充與調整，因此身體健康當然也是每況愈下，通常這種人個性，也容易有性衝動的現象，雖然是有衝動但沒辦法持久，就像《紅樓夢》裡面的賈瑞，單思愛戀王熙鳳，控制不住自己的慾火，又常常的過度消耗，最後就造成「精盡而亡」的下場。這種現象就像是一鍋水，被慢慢熬乾的感覺，更何況是人的精、氣、神。如果有一鍋水慢慢的在燒火，鍋中水慢慢熬乾，若是面臨這種情況，是加水到鍋中然後減少火苗吧！這道理很簡單，但是反應到身體上就不會這樣做了，也不會想做，通常會認爲不需要補肝血，只想到要不要趕快去運動，這種行爲，眞是很悲催啊。也許很多人，最後只剩下一付枯骨，怎麼離開人世都不自知。

至於有「肝虛火」的人，容易夢見枯木，先前提到「肝實火」時，當下做的夢就是夢到一些濕的木頭，而「肝虛火」反而是乾枯的木頭，是被榨乾水分的木頭，是可以雕刻的，跟朽木是完全不一樣，而且有的夢境，是夢到被火燒過的地方，像火焰山一樣乾枯毫無生機，也夢到河水都燒乾了，還夢到過往已經死去的親人。這些像中醫說的「夢與鬼交」也如此，男生會夢遺，女生容易產生白帶，都是這類體質人最常見的現象。

當然治療「肝虛火」的人建議多吃補肝血的食物，如豬肝湯、甲魚湯、紅燒肉、深紅或深綠色的蔬菜都很適宜。

千萬不要看到吃肉，第一個念頭就出現膽固醇過高的念頭，若眞是如此，這類人眞的只能永遠飽嘗「肝虛火」的傷害了。

但如果眞是怕膽固醇過高，無法釋懷，那就不要太勉強吃這些溫補食物，但至少也要戒除吃冰涼的食物，像綠豆湯、生冷瓜果、生猛海鮮、椰子水等等淸涼退實火的食物才是。

很多人都以爲，既然有火氣的現象，就是要滅火、降火，結果眞的不會如自己的想像，因爲這樣無異於引火自焚，戕害生機。

## 節氣詩語

清明日出照，
綠野晴天道。
風捻鞦韆笑，
花繁皆醉倒。
採桑清明心情好，

風吹雨過天晴到，
撥亂春情，心蕩漾
總勝過……
千言萬語惹夜宵……

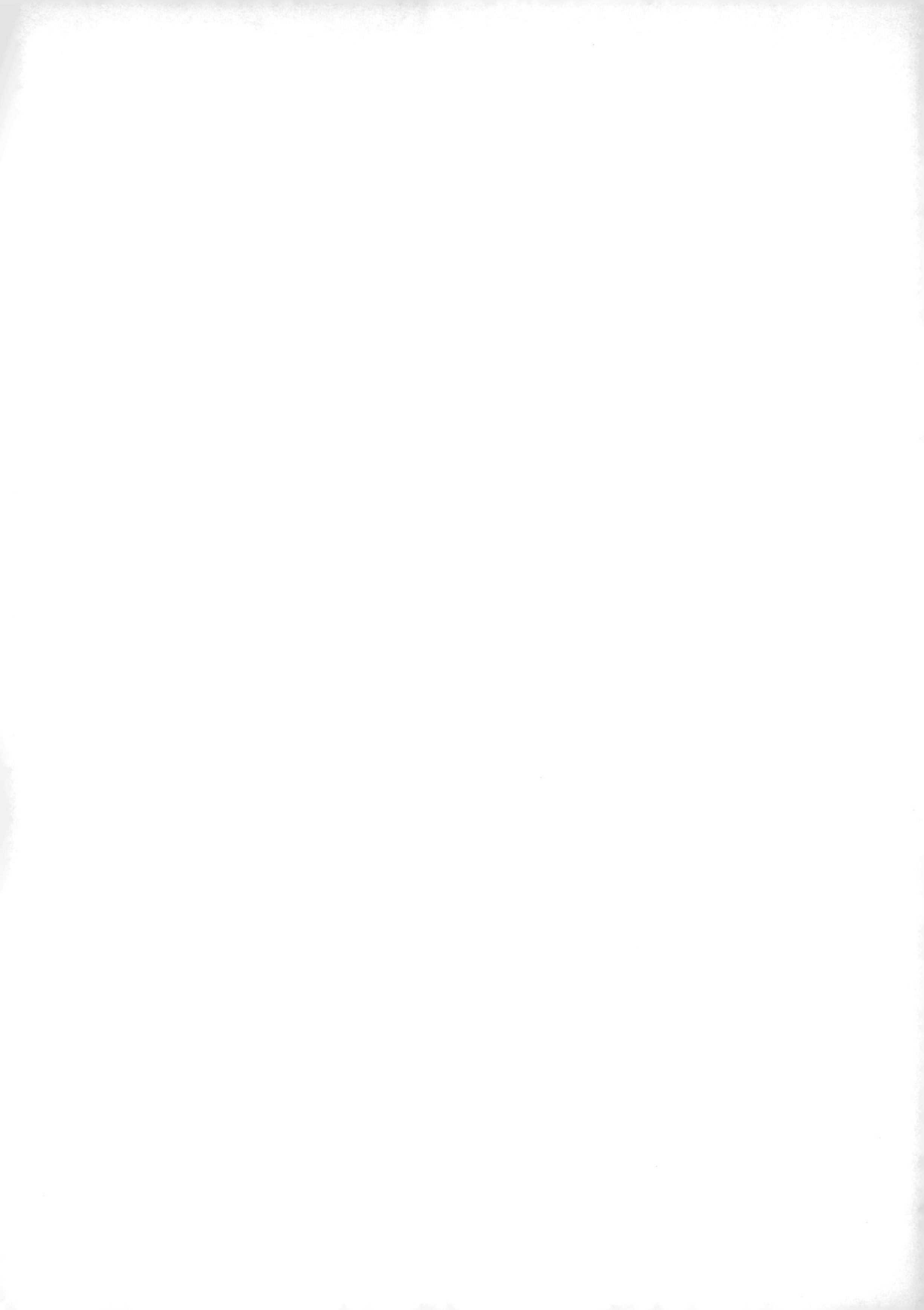

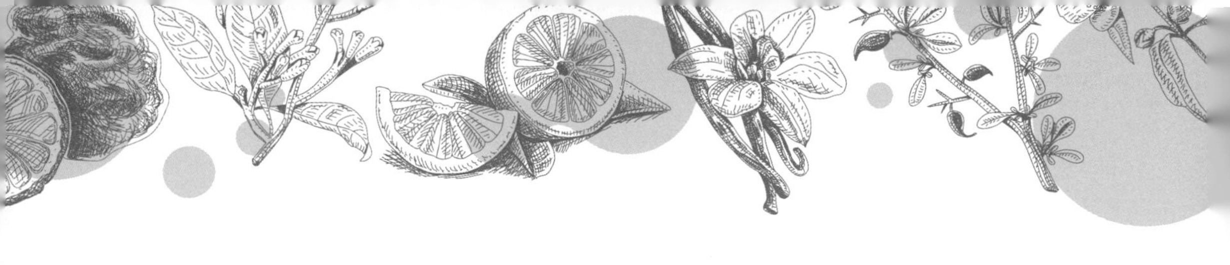

# 第十一講　為何眼睛是靈魂之窗？

肝開竅於目。
肝主目。
肝受血而能視。
肝氣通於目，肝和則目能辨五色矣。

——黃帝內經

肝-5

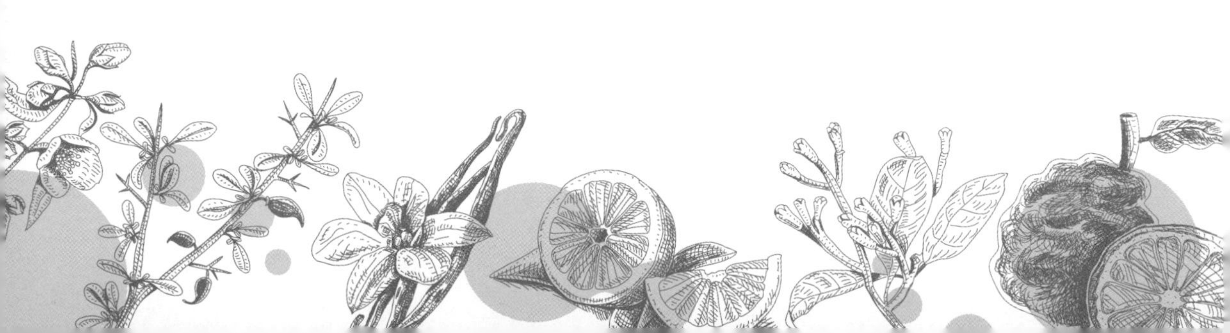

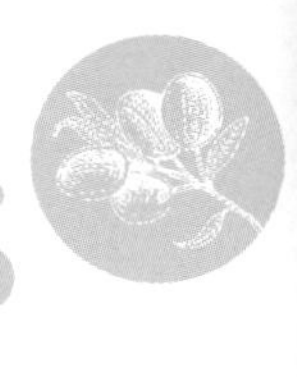

# 前言

想要有「念天地之悠悠，獨愴然而涕下」的情懷，也需要有雙明亮的眼眸，才能讓世界不那麼朦朧呆板。

過往不太能體會，「睜一隻眼，閉一隻眼」的意涵，年過半百之後，從日常生活慢慢地被迫學著，從朦朧的角度看事情，也才逐漸體會這句話的涵義。

聽著《你是我的眼》的歌曲才更能體會，眼睛是靈魂之窗的感覺。也許我們偶而會喜歡「霧裡看花」，但總不想天天眞的「霧裡看花」的感覺吧！

現在人擁有了3C世界的體驗，生活習慣就回不去了！視力、視野也慢慢跟著回不去了。

有人說「吃幼齒」補眼睛，也是因爲春天是年輕的季節，生機的開始，好好地吃春天生長發育幼苗的食物，當然可以顧肝、補眼睛。

「阿是郎中」這次說「眼睛」，也說「要顧肝」，肝若好眼睛也會好，人生才會有色彩。

# 眼睛是靈魂之窗

講到靈魂，感覺有點玄妙，好像在三界之外，縹緲而虛無。



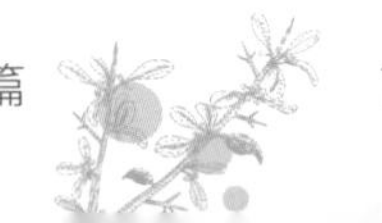

眼睛，可看遍物質世界的花花草草，感覺又在三界之內。

中醫講「肝開竅於目」到底是什麼意思？能涵蓋眼睛是靈魂之窗的眞正涵義嗎？這次用中醫的觀點來說明。

春天要養肝，已經多次提到，養肝就可以保護眼睛，讓靈魂之窗的眼睛更明亮呢！因爲「肝開竅於目」中醫把眼睛與肝做了對等的連繫。

現今視力檢查，是開車、身體健檢、入學、就業等等行業的常備檢查項目，尤其是視力檢查表，把人們的視力好壞，納入身體健康的檢測指標，換句話說，應該是做任何一項工作，身體健康檢查都跑不了的項目。說起這種視力檢查表，製造更多戴眼鏡的人，而戴眼鏡的族群像近視、老花也比比皆是。近幾年來，智慧手機的盛行，更是擴大視力惡化的程度，幾乎老少皆有視力變差的現象，眞的造成靈魂之窗，逐漸失去光彩。

## 眞實故事

最近一個病人朋友來看診，順便提到，小學開學之後，他的侄子在學校裡例行視力檢查，發現眼睛有弱視的現象，學校就發了一張單子，要家長帶去醫院做更進一步視力檢查，他覺得小孩才小二，就被宣判眼睛弱視需要矯正，聽了這事之後，「阿是郎中」覺得，這種情況應該不是單一個案，而是變成一種常態的現象。而且這種小孩子弱視的現象，是有增無減的，何況這種小二年齡七—八歲的小孩，都處在生長發育的階段，有些人的體質，本就是發育緩慢，反而提早要用人爲的方式，去矯正視力，有種「揠苗助長」的感覺。

「阿是郎中」說，小孩此時還在發育階段，其實不能要求同一年齡層的都處在同一個標準框框內，很多人都知道，智力、身高、體重不可能都一模一樣，唯獨對視力要求，卻期待每個發育中的小孩視力都要完整無缺。其實視力跟發育一樣，有人發育就是比較慢，視力檢查的表現就顯示是弱視，但是只要因爲是弱視的現象，依照現在的治療方法就是提早矯正視力，戴上眼鏡，讓原本精明透亮的眼睛蒙上一支眼鏡架子。

現在在眼科診所或者在學校裡，常常看到年紀很小的小朋友，大概小學一、二年級，就在戴眼鏡了，跟我們小時候的場景完全不一樣。不是說目前醫療環境與社會都比四、五十年前還要更進步？但是小小年紀就戴眼鏡的人卻比比皆是，可見目前推廣學生視力保健的方式，應該是「荒腔走板」，要不然視力惡化的現象，不會越來越嚴重才對。

小孩畢竟還在發育的階段，爲了因應檢查視力發現有弱視的現象，而提早視力矯正，必須要戴上眼鏡，眞的是對民族幼苗的嗎一種摧殘。

「阿是郎中」的觀點認爲，過早的視力矯正，只是「揠苗助長」的情況而已，有太多開始戴眼鏡的小孩，幾乎這輩子應該是脫離不了眼鏡的輔助。除非戴隱形眼鏡，但也是增加許多生活上的麻煩，或者是去做眼睛雷射，但後遺症也是問題重重。因爲小孩太早戴眼鏡來矯正視力，終身戴眼鏡的機率就很高。

大家都希望自己視力長長久久的良好，個個都是「明眸皓齒」的一樣，只期盼不要太早的人爲矯正，因爲「阿是郎中」，也是一個過來人。

現今世界，讓小孩過早的接觸3C產品，提升大家的眼界，卻也無形的限縮個人視力範圍，不要以爲越早接觸眼睛的矯正是越好的結果，也不要聽信，人云亦云的認爲視力退化了或視力不好了，才來做治療或矯正，其實速度不會太慢，順其自然才是王道。

再說視力檢查的用意，尤其是定期檢查，大家都已經公認定期視力檢查的效用，還是老話一句，「早期發現，早期治療」，道理中規中矩，感覺蠻不錯的，好像有關心到身體健康，但是「阿是郎中」不這麼認爲，爲什麼呢？

首先跟各位說一種現象，家裡的汽、機車，如果老舊汽車幾乎每年至少有兩次的車輛定期檢查，如果未依規定辦理，屆時還要遭受處罰。通常車子，越老舊狀況就越多，檢驗就越不容易過關，可見也沒有越檢查，車子狀況與性能就越好的情況出現。

車子老舊的道理可以理解，大不了換掉舊車，開新車就可以汰除車子老舊的問題和老化的狀況，但是身體健康檢查可就不是這樣單純。車子定時檢查，不能保證車子可以長長久久的使用，大家都會明白。但是一樣的檢查，套用在人的身體上，就不同調了。

其實身體健康檢查，就是尋找疾病上身的最佳方式，尤其是年紀四十歲到五十歲之間，國家健保每年有提供免費的身體健康檢查，是很正向的發現疾病的方法，但感覺只是讓大家陷落在疾病循環之中，像是「吸引力法則」一樣，無意識的去吸引，反而得到不想得到的疾病。

「早期發現，早期治療」，感覺是很美好，但是現實卻很殘酷，因爲疾病不是知道已經產生，就可以迎刃而解，還有許多無法解決的疾病，提早發現只有提早痛苦，難怪有人會提出希望安樂死合法化。

畢竟，疾病的產生目前大都建立在檢查的基礎上，治療與痊癒指標，完全端看檢查數據與結果，這樣很容易形成一個誤區，畢竟疾病不是根據這一流程就可以完全改善，像汽車檢驗一樣，很容易受到歲月蠶食指標的影響。

身體檢查目前大多數都是，提早知道疾病，但無配套措施的治療方式，只能控制數值的高低，這就不是在治療疾病而只是控制數據而已。例如檢查出來是高血壓症或糖尿病，依據目前醫療方式，根本無法治癒，只有綿綿無絕期的長期服藥控制。

身體健康檢查檢查出來的疾病，完全不能治療，只能控制，控制的方法就是要長期的服用藥物來控制疾病，控制期間還不保證服藥就會長命百歲，也不保證疾病不會復發。因此身體健康檢查，就存在一些疑慮，只是爲了幫身體安上一個病名，意義不大，因爲身體檢查不能治療疾病，不能延長身體的壽命，也不保佑身體使用的年限。

跟人壽保險和防疫險一樣，只是保個萬一身體有狀況的時候，可以減輕財力上的負擔，但是沒有辦法保證身體健康無虞，如同防疫險一樣，頂多領錢，卻不保證絕對不會確診，這種感覺都是人壽保險與防疫險的目的，如同身體定期檢查一樣，檢查的目的不是在保證健康可以長長久久，而是在提早製造與發現疾病。

車子老舊時，定期車輛檢查就依規定淘汰，大家都知道車子老舊，可以換一台新的，因爲是機器還好辦理，但是人體的老舊，能說換就換一個身體嗎？器官壞了，能馬上換一個器官嗎？就算換了，可以維持原有的功能嗎？不太可能吧。畢竟身軀是老舊的而捐贈的器官是年輕的，也不確保一樣可以使用長長久久。

其實過往的疾病，大半是疾病在找人，因此沒有那麼多的疾病產生，也因爲沒有那麼多的檢查，也少了好多疾病，反觀現在都是人用儀器在幫人找疾病，動不動就是定期檢查，要沒有疾病上身也很困難！再加上這兩、三年的疫情影響，台灣人民有九成以上的民衆，都接種了「新冠疫苗」，更是把接種者自己身體推向一種無法預測的深淵，這一切的現象與苦果眞的只有大家一起承受了。

醫療事業迄今依舊發達，就是這個原因所賜，這次疫情，不管是天生或人爲造成的現象，人類就趁機製造疫苗，讓全世界所有健康人都可以使用，也又是讓人類陷落在病毒壟罩之中，卻產生龐大醫療事業的永續經營現象；過往是疾病找人，疾病少，因此醫療事業是很蕭條的，現在是人們主動找疾病上身，醫療事業相對是很發達的。

# 眼睛的靈魂

這幾年3C產品盛行，美國賈伯斯發明智慧手機，也將近十五年了。他徹底改變了人類世界，人與人之間的溝通，都變得十分親疏，把遠在天邊的人們，變成近在咫尺，卻也把近在咫尺的關係，弄得像遠在天邊，人類溝通方式完全變了樣。常可看到飯桌上的家庭成員，變成只用手機在對談，懶得口對口的語言溝通，幾乎是用手機在彼此對談，讓電視在看著大家而每個人盯著手機看，顛覆過往的一些交流形態，讓這世界變得好奇怪。

智慧手機改變了世界，對眼睛的影響是首當其衝，影響的範圍也無遠弗屆，老少皆宜，除了改變了人類視野的界限和健康，更讓人類文化交流，都集中在手機面板這小小的世界裡，因此這些產品的商機，改變了眼界，更改變了視界。

手機真的改變了世界，人們的眼界有沒有因此而更寬廣，是見仁見智的事。但是真的把每個人的視力，推上無止境破壞的邊緣，難道只能再期待另一種救世的科技產品問世嗎？現況，眼科門診門庭若市的現象，真的無言以對，小小郎中只好在此延續傳統，用中醫來搶救視力。

現在人們常常把雙眼聚焦在小小的框框世界裡，幾乎達到「一機在手，世界我有」，和「一機不可失」的境界，因此若有眼科醫師說：「關掉手機，遠離身體，可以改善視力。有多少人做的到？」

沒手機，就像世界沒有色彩，可見大家是不太可能遠離手機的，「阿是郎中」自己也很難戒掉，所以保護眼睛就因此變得很重要，因爲中醫認爲「五臟六腑的精氣，皆上於目」，臟腑功能的好壞，決定視力的好壞，尤其是肝，跟視力的好壞更是息息相關的。

唐·白居易寫過一首詩，詩名是〈贈眼醫婆羅門僧〉：

三秋傷望眼，終日哭突窮。

兩目金先暗，中年似老翁。

看朱漸成碧，羞日不禁風。

師有金蓖術，如何為發蒙？

白話文的意思，就是秋天已經過三個月了，都在爲眼睛模糊問題而傷神，整天爲眼睛模糊的事情，傷心落淚，感覺生活已經要窮途末路了，還找不到有效的治療方法，目前眼睛的症狀是模糊有陰影，看到的視野世界，都暗了起來了，雖然年紀是四十幾歲的中年，但感覺就像個六、七十歲的老翁一樣，常常霧裡看花，眼中的色彩，看紅花就變綠葉，整天眼睛也很怕吹到風，更怕看到太陽光的情形，還好後來有遇到印度來的眼科醫生，在幫人家做眼科的手術。（金針撥障術，類似今天白內障手術，可見古時候就有眼科的手術，不是現在才有。）

白居易在詩末發出請求，「可以幫助我，讓模糊的世界，恢復從前嗎？」

這是詩人白居易，自己描寫他的眼病。當時他眼睛看到的景象就是霧濛濛一片，眼前是矇矇矓矓的美，可是假以時日，長時以往，又有多少人可以忍受？至少心情也不會太愉快、太美麗。

白居易另外一首〈眼病〉：

散亂空中千片雪，
矇矓物上一重紗。
從逢晴景如看霧，
不是春天亦見花。
僧說客塵來眼界，
醫言風眩在肝家。

當時，黃金大唐。一千多年前的人們都知道，眼睛好不好，跟肝有密切關係。這是古人的智慧，雖然白居易的眼睛，在不是春天的時候也常常看到許多花，這不是氣候反常造成的現象，而是眼睛不好出現的霧裡看花現象。「散亂空中千片雪」很像是現在所謂的「飛蚊症」，「矇矓霧上一層紗」、「縱逢晴景如看霧」就像就是「白內障」的症狀。因此從白居易的〈眼病〉詩，大概可以診斷出有白內障、還有飛蚊症的現象，然而根據他的另一首眼病詩來判斷，原因：「早年勤卷看書苦，晚歲悲傷出淚多。」

眼病的原因可能就是早年勤倦看書苦，常常在燈光不明下看書，因爲古人沒有什麼消遣，也沒手機，小時候都常常在看書，所以把眼睛都看壞了，再加上後來從政，仕途不順遂，又常被貶官，也疲於奔波，再加上一些感傷的事情，像好友同樣被貶，因此悲傷出淚多，無形中傷了肝，也傷了眼。傷肝又傷眼，就是因爲是「肝開竅於目」又肝跟眼淚的分泌有關聯，因此人哭多了，眼睛視力就會受影響。

有人說，哭一哭是沒關係，至少可以「疏肝解鬱」，但是哭久了，也有眼睛哭瞎的現實案例。白居易也說出了其他症狀，「夜昏乍似燈將滅，朝暗長疑鏡未磨」，大概是說他的白天視力看到的東西卻像是在晚上一樣昏暗的，好像燈火快要熄掉一樣。

以前古人是用銅鏡磨成亮亮的當做鏡子來看自己外表，有一天，白居易都覺得，怎麼鏡子越看越模糊，好像鏡子很久沒有磨亮一樣暗沉模糊。有趣的是，他有請教醫師治療眼病的方法，醫師卻勸他要先禁止飲酒，才有恢復的可能，可見飲酒傷肝、傷眼也是古人早已知曉的事情，另外一些養生、養性的僧侶中人，也勸他早點脫離仕途的紛擾，才是王道；其實古時候的文人、官紳，平時就是喝酒、交誼、寫詩，因爲官場壓力競爭很大，由此可見，肝的功能都在飽受凌虐，再加上酒喝多，難免也傷肝，然後就會傷到眼睛。好在得力於當時外來的「金針撥障術」，才讓白居易脫離眼病之苦。

當時已經知道白內障可以手術，是很先進的一種醫療思想，類似現代高科技的手術。當然現在可以更精細更精確去治療，也是根據以前的技術做爲的基礎。至少在上個（二十）世紀，在毛澤東那個年代，他罹患白內障也不是用西醫手術的方式，而是用中醫眼科的方法把他的白內障刮除的，這足以證明中醫眼科還是有它的實力在。

毛澤東這件事說明一種現象，白內障刮除的手術不是現在才有的，最早大概也可以推到唐朝至少白居易時的年代，也說明中醫眼科也不輸西醫的實力。

# 天年

《黃帝內經》說：「人生五十，肝氣始衰，肝葉始薄，膽汁始減，目始不明……。」

兩千多年的人們就說明人類生理，大約五十歲左右，肝氣開始衰退，肝之陰血不足的時候會產生兩目乾澀、視物不明、夜盲等現象。

．肝經風熱——目赤癢痛、迎風流淚。
．肝陽上亢——頭暈目眩。
．肝火上炎——翳膜遮睛、目赤腫痛。
．肝風內動——目斜上視。

人生半百，五十歲的時候肝氣開始衰退，這是古人經驗結晶，迄今這現象依舊，既然知道肝氣衰退的時間，何不提早預防？

知道人生五十歲的時候肝氣開始衰退，此時應該秉持「春天養肝」的精神，好好去保健肝的養生，因爲肝好，眼睛視力就會不錯，至少退化速度不會如此之快。

人的肝氣，開始慢慢的衰退時，相對地分泌的膽汁，也逐漸減少，當然眼睛也慢慢模糊，這種症狀很像中醫肝之陰血不足的現象，因爲肝是藏血的器官，只要肝藏血不足，眼睛就容易乾澀，嚴重時就有乾眼症的現象出現，目前西醫只開，人工淚液來緩解這種症狀，但這只是治標不治本的方式，因爲人工淚液補充不了肝血，嚴重的還要吃免疫抑制劑，眞的是病急亂投醫的現象。

倘若眼睛產生視物不明，看東西容易模糊時，過了五十歲眞的就比較容易產生，也眞的要好好的去注意肝與眼睛的保健，尤其是現在人手一機的時代，眼睛的保健刻不容緩。

有人眼睛視力一到晚上，就完全看不到，要到隔天天亮才又會看得到，這種都是「肝血不足」的現象，治療「肝血不足」的方法，也很簡單，就是身體缺什麼就補什麼，飲食儘量多吃些補肝血的食物，應該就可事半功倍，千萬不要因爲怕膽固醇偏高，又畏足不前，白白喪失治癒的機會。

中醫肝經就是肝的經絡循行管道，經絡容易受到外在環境與體內因素影響，而導致身體產生一些病理變化，肝經尤其易受風邪的影響，而產生熱性的病理產物，所以會出現常見的肝火現象，症狀有眼睛會癢會痛、容易吹風就流淚的情況。

通常遇到這些癢或痛時，一般西醫都用類固醇藥來抑制，但這都是治標的方式，無法徹底改善這類問題，因此只要一到春天時，就容易反反覆覆的出現。

此外也有些人，有「肝陽上亢」的現象，換句話說，陽氣容易往上沖，產生頭暈目眩、血壓上升，甚至去看西醫時，就會被當成有高血壓的現象。假如肝氣上炎到眼睛時，會產生嚴重的眼翳病，症狀有目赤腫痛的情況，一般人都會認爲是上火，也常見於帶狀皰疹的病人，當然這種疾病的治療方式，疏肝理氣的方法必不可少。

## 肝風內動——目斜上視

最嚴重的症狀，就是「肝風內動」，發生時黑眼珠就是往上吊的，出現眼白的現象，嚴重時就像是癲癇或是中風，很是嚇人的。

上述提到肝病有時會連帶產生眼睛的問題，因爲人生半百的時候，說到就到，平時就必須好好注意肝的保養，至於如何保養繼續聽「阿是郎中」講中醫就對啦。

中醫認爲「養肝血」是保護眼睛最好的方式，因爲肝是藏血的器官，「眼受血而能視」，因此身體要血液充足，眼睛才有能看得到事物的本錢。

有時候「阿是郎中」在幫病人用針灸治療，治療後病人會驚呼，「哎呀！眼睛馬上就亮起來了」這就是肝血經絡比較充足也通暢的原故。

現在保護與預防治療眼睛的方式，常常聽到的是服用葉黃素和雷射近視，飛蚊症或白內障手術，用中醫觀點來看這些都是治標的方式，但是大家都趨之若鶩，看白居易當時的治療方式，除了眼睛的金針處理之外，還有心理輔導的方式配合治療，感覺都比較全面。如今時代，科技進步，手術盛行，但太多人做了白內障手術之後，過了一段時間眼睛還是又模糊起來，把眼睛的問題只歸咎於兩顆眼睛，有點片面，畢竟眼睛的問題不是那樣單一原因造成，然後把造成眼睛再度模糊的原因說是老化，當成是找不到徹底解決方法的說詞，都是認識不清的原故。其實會產生白內障，眼睛內的玻璃體就像是一面玻璃，除了把它擦亮之外，老化的原因也該考量，而不是只追求一時的明亮就好。

白內障手術都是治標，只是在兩個眼球裡面追究因由，是推不出什麼道理來的，因爲眼睛裡面是沒有什麼太大的問題啊。

大家都知道，眼睛檢查，儀器越來越精密也越來越精確，但是然後呢？治療的效果如何？一樣是未知！

中醫認爲，從一個身體裡面去探尋眼睛裡面的虛實才是重點，因爲眼睛爲什麼會有這樣的疾病，跟什麼臟腑器官有相關聯，然後再針對病因去做疾病的調理和治療，這才是治本方法。

雖然治本是比較慢，但絕對是比較實在的，而且要眼睛好，方法眞的很簡單，保肝、養血就是治本，飲食建議可多攝取豬肝或內臟類的食物。

一旦說到內臟類食物，大家都擔心膽固醇會不會過高？豬肝的毒素會不會太多？如果想太多又「杞人憂天」，擔心很多事情會影響健康，就只剩下能讓眼睛變好，吃葉黃素來安心的治標方法了。

此外如果不吃豬肝，也可吃些牛肉，因爲可以補血，「以形補形」是中醫的另一種治療觀念呢！當然如果是吃素的朋友，調補眼睛視力，可能就需要更多的時間，用「時間來換空間」的概念，也會建議多吃些紅色的食物，如紅鳳菜、紅莧菜或深綠色疏菜等等補血、補鐵比較快的食物，如此才不會讓眼睛退化的那麼快。

當然還有一個不用針灸吃藥的方法，就是「修身養性」，不要熬夜或長時間追劇，更不要常生悶氣，這就是保肝，保護眼睛的最佳不吃藥打針的方法。

通常經絡循行時間從晚上十一點到隔日一點是膽經走的路線，而一點到三點是肝經走的路線。很多年輕人或者是上夜班的朋友，他們在這段肝膽循行時間內都沒有好好休息，讓肝膽長期暴露在不正常的情況下，有增加爆肝上演的機率。

起初這類人，眼睛沒有太大變化，是身體年輕狀況還可以支撐，但是持續時間久了，除了原本身體早有糖尿病或一些遺傳性疾病的人，才會覺得眼睛視力會有明顯的差別，不然通常睡一覺之後視力就恢復了。

現在有些人總是等到年紀過了五十歲之後，才去好好的保養或去做身體健康檢查，這些動作，其實都緩不濟急，因此要保養身體，最好就是趁年輕的時候，千萬不要等到出現問題再來做，才來抱怨，才來怪醫療，「治療怎麼都這麼慢呢？怎麼都沒有什麼太明顯的進展？」這時候能怪誰啊？

最後爲此次講解，作一個總結。「阿是郎中」一直覺得身體，不是一種科學產物，中醫也不是一種科學產品，而是古人生活淬煉的哲理與結晶，雖然中醫沒有明確的數據資料佐證，因此有人說它像玄學，玄學就是有關於怪力亂神之類的事情，但是生命不也是如此，有多少生命眞相迄今依舊是無法用科學來解釋，不是嗎？

其實中醫的出現，是早於現在科學發展之前的好幾千年前，用後來的東西去解釋前面的東西，當然有點文不對題，但中醫是大自然的眞理，根本不需要用現在的科技去解釋，畢竟人類不是機器，不是被科技涵蓋下的中醫，才有治療的本事，不是嗎？

現在機器人，人工智慧很流行，但是瞭解中醫，可以讓自己不容易變成機器人，在病床上現在有多少人在臨終前，不是用機器管子在維生的半機器人狀態？

也許有人覺得變成機器人是好事啊，可以長命百歲。

但是沒有電流也不能動和存活，更不能隨心所欲，像是汽車界的老舊汽車都會面臨年久失修的窘境，就算年年在定期檢查，最後也是被淘汰，所以變成機器人沒有比較好，這都是眞的事實。因此只要多瞭解一些中醫，可以讓你不容易變成機器人，也更容易長命百歲。

「阿是郎中」會這樣講的原因，是因爲現在有太多人越來越像機器人了，做什麼事情、吃什麼藥，做運動，吃食物等等都要有一定的流程，人終究不是機器人，至少有些人類是有血有肉的情感動物，不是那種無情無血的機器人，大家可要深思警惕啊。

## 節氣詩語

早是晚春草木清，
吐故納新桐花明，
滿眼春色惹心醉，
總想相忘塵世間。

淡薄輕許了誓言，
風吹起，
萌萌語嫣飄。
清明日，
有風、有晴，
也有……
蝶影舞。
春分已渡，煙雨無至。
一縷裊裊炊煙日升，
風花舞袖心無鳴。
春半春陽分，
花開花飄紛。
總有春嬌幾許，
就有春柔幾分……
台前花紅葉綠束，
蝶飛蜂戀纏綿綿，
一幅春畫成心詩，

柔柔燦爛柔柔語，
千千花間千千縷，
最是人間春分美，
朝陽日暮朗朗春……

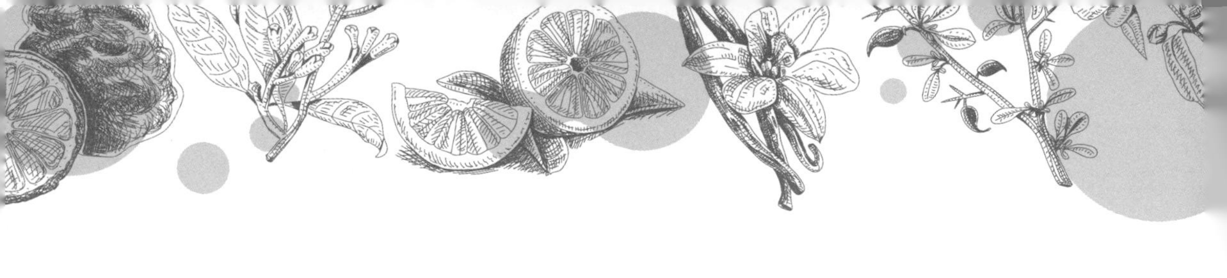

# 第十二講　好雨知時節……

穀雨，三月中。自雨水後，土膏脈動，今又雨其穀於水也。蓋穀以此時撥種，自上而下也。

春天六個節氣，1.立春 2.雨水 3.驚蟄 4.春分 5.清明 **6.穀雨**

——月令七十二候集解

肝為語。人有五臟化五氣，以生喜怒悲憂恐。

肝……在聲為呼。……在志為怒。

肝者，……魂之居也。

五臟所藏：肝藏魂。

——黃帝內經

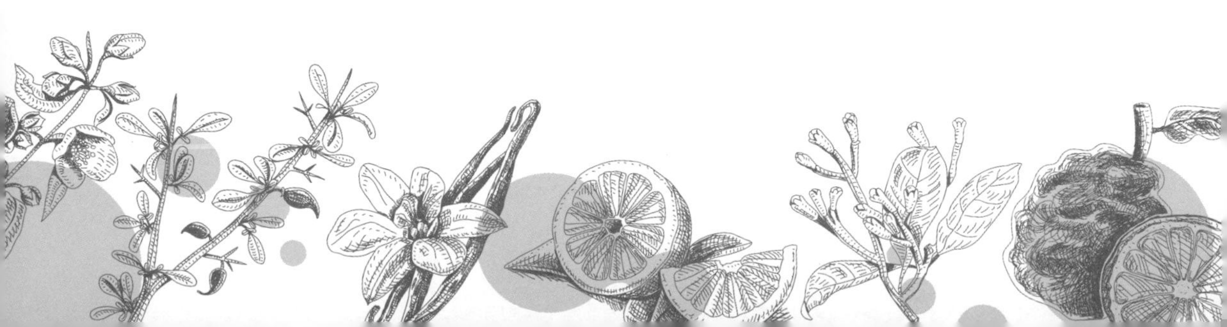

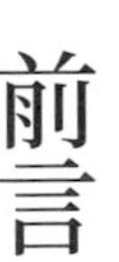

# 前言

春夏之交，「穀雨」時分！自然界的萬物，欣欣向榮，大地即將告別春天，你是否準備好了也跟著要迎接夏天的到來了？

肝，管控著身體的情緒，清明穀雨是雨的時節。下雨是離不開的話題，天候要麼乾旱不雨，要麼就是會下大豪雨。

這次講題用實驗開場。患有糖尿病的人，空腹抽血檢查，血糖一定偏高吧！一起跟正常人參加賽跑活動，根據事實數據顯示，高血糖的人跑的速度應該會比正常人空腹低血糖跑的快，因爲血糖不足的人，是沒有太多能量去贏取跑步比賽的。但是眞實結果，還是充滿變數，大家都可以接受上述實驗結果的變數，但是換到正常生活狀況，對糖尿病檢測數值高與低就耿耿於懷，認爲自己眞的有糖尿病了！

數據結果本來就是不可怕，怕的就是「人心不足蛇吞象」太多親朋好友的建議，檢查結果就是變成心底一道永遠不可跨越的鴻溝。

這次也說，「肝藏血舍魂」。一些失魂落魄的故事，總是歷久彌新，讓人難以忘懷。心裡的問題，其實跟肝能不能有效藏血，控制魂魄，息息相關，有興趣的朋友，可聽「阿是郎中」怎麼說。

# 跟春天說再見

癸卯年四月二十日是「穀雨」節氣的開始，一直持續到五月五日止，有三候，也剛好是春天最後一個節氣——「穀雨」。

好雨知時節，「穀雨」是介在春夏之交和雨生百穀的時期，而「穀雨」第一候，是「萍始生」，就是浮萍開始大量的生長在湖面上。二候「鳴鳩扶其羽」，鳴鳩就是布穀鳥，牠們跳著舞，好像提醒人們要開始布穀了。三候「戴勝降於桑」，戴勝鳥因爲要吃桑葚果常常停留在桑樹上，這都是在「穀雨」節氣產生的現象，至少預告春天也將要結束。

上述是「穀雨」這時候常常出現的生物和植物，表示春天已經走到了盡頭，此時也算是晚春時節了。

「阿是郎中」感覺西元二零二三年的節氣，都滿符合字面上的形容，像「清明」的時候有下雨，「穀雨」也在下雨，可見氣候有配合節氣的節奏在走，但人配合著的卻不太多。

# 肝主管情緒

學西醫的人應該很難聯想這層關係——肝與情緒有關聯。畢竟人的心理反應就是情緒。而中醫認爲是肝跟情緒就是有關。

我們先採用西醫的實驗方式，來說明檢查道理。一直以來常有些病人朋友，都會去做身體健康檢查，總是會說明檢查報告的結果，有的得了糖尿病、高血壓或是高膽固醇等等不一而足，通常身體檢查，「阿是郎中」覺得只是流於形式，意義不大，但是還蠻影響人心的。甚至還會產生疑問，這種疑問是「爲什麼抽血的時候，尤其是抽血糖、抽膽固醇的時候，健檢者要空腹呢？」

有朋友跟我說，抽血前空腹，這樣才不會影響到身體生理上檢測的數值。

通常一致性的答案都是這樣回答，「阿是郎中」就會產生疑問，平時正常人的生活作息，會有空腹不吃任何食物的行爲嗎？以目前時空環境條件來說，食物不虞匱乏，西醫強制空腹來檢測身體如血糖、膽固醇等數值，不是很不正常？換句話說，用不正常的行爲，來決定身體數值的正常與否，本身就不太正常。更何況每個人對食物代謝的時效也不是一模一樣，眞不知道，正常數值是如何規範出來的？

假設如果是沒有空腹而抽血，這不才是眞正反應出的正常嗎？

用空腹，這種不正常的方式，去檢驗血糖數值，再來判斷身體血糖的正不正常，就是很奇怪。

因此像設計賽跑這種實驗，實驗組一批人，是糖尿病人，健康對照組也一批人，全部空腹到操場去比賽四百公尺的賽跑競賽，然後在比賽結束後觀察結果，從前三名分析結果，如果依照科學數值理論，空腹仍高血糖的人一定會名列前茅，但結果一定不是如此呈現，因爲變數太多，有人會說年紀老少會影響，有的會說身體上沒有疾病的人會取得勝利，因爲有的人感冒身體不舒服或是空腹的時間比較長，導致血糖比較低。許多理由都會影響到賽跑最後的關鍵，甚至空腹前所吃食物種類，影響消化的速度快慢都是變因，還有人認爲比賽前睡眠的狀況好不好，都會影響比賽的結果。大家都知道影響因素實在太多太多了，但對空腹抽血產生高血糖現象，就是罹患糖尿病卻深信不疑。

「阿是郎中」，此時想要表達的是，血糖的檢測數值也是充滿變數，因爲正常的人空腹檢測出來的數值通常比有糖尿病的人還低，也就是當下是低血糖的狀況，照理說他們參加賽跑應該是比不上高血糖的糖尿病人，但結果也不是如數據一樣的呈現正相關，因此從這實驗應該可以知道，目前檢驗血糖而判定有糖尿病的方法也是充滿瑕疵的。

所以「阿是郎中」一再呼籲，不要對空腹後抽血糖的數值高低而耿耿於懷。因爲只要檢驗結果高於正常的血糖值，很容易讓人覺得自己眞的得了糖尿病，必須要長期終身服藥，這樣的感覺當然像被判刑一樣，永難翻身。

「阿是郎中」設計這個實驗，目的是讓大家思考，空腹抽血檢測血糖值高低的方式，邏輯思維正不正確？

其實西醫檢查的起點，就空腹抽血賽跑那個實驗來講，從起點就不太公平，每個人日常的生活方式，絕對是正常的吃食習慣，而檢測居然是用人不正常的方式，如空腹去檢測，這樣檢測出來的結果，怎會是正常？但是現在，就是以這樣的數值在判定是否罹患糖尿病，不是很扯嗎？

大家都知道汽機車，新出廠的車性能效果一定比老舊汽機車還來的優秀，但是爲什麼我們抽血檢驗的結果，是不分年紀老少而有不同區隔的標準，反而是一視同仁的用空腹抽血數值資料來判斷是罹患糖尿病或是得到高膽固醇症？這是一種很荒謬的邏輯，最詭異的是大家都認同。因爲完全不根據年紀的大小，體質因素就去判斷疾病，很難讓人信服，甚至打入永遠無法治癒的深淵，而痛苦不已，身爲人而有這樣的醫療觀點應該是種悲哀吧。

因此只要綁定現在醫療模式，從此就只能生活在這種設定的醫療模式下循環。有人體質代謝是比較慢，或是吃的食物消化比較慢，雖然抽血前有空腹的動作，一旦檢測數值出現偏高，幾次下來就被判定有糖尿病，因此就是終身要長期吃降血糖的藥，這不是讓人有種「萬劫不復」的感覺嗎？可以預見的是眼見不一定爲憑。

單從檢驗資料來判斷身體有得了什麼疾病，是武斷的。「阿是郎中」的感覺，只是科技提升檢查身體的精準度，不是百分百的確定，畢竟「生命會找出路」是本能，提早用人爲的方式去干預身體的走向，多少有萬劫不復的感覺。

檢驗數值或影象眞的無法百分百說明身體健康的指向，甚至也沒有治癒的辦法。

檢測血糖數值的高低和膽固醇的高低，是一種數字遊戲，只要參與就得終生遵守它的遊戲規則。其實人生的衰老，是無法避免的一種現象，絕大多數人，深感恐懼又想盡辦法去抗拒，然而世界上的萬物都是如此，反而人類一直在嚇自己，使用身體檢查方式，就讓人類身陷其中而不自然，生活變得悶悶不樂和鬱鬱寡歡，好多人因爲檢查的數據結果就影響到自己人生的規劃，因此尋求生活的快樂，也要很健康，以上是「阿是郎中」所要表達的。

再來講血糖在身體代謝的機轉，通常食物吃進身體時，經過一連串的消化吸收代謝的過程，很像自然界四季「生、長、化、收、藏」的這種循迴運轉，最後才讓人體利用，產生活力。

一年有四季，不可能說，不要春天、不要夏天、不要冬天，一年只要有秋天就好了，這是不可能的事情。

反觀空腹抽血來檢驗血糖值高低，是截斷人體「生、長、化、收、藏」的循迴機轉，斷章取義，以偏概全的方式來判定一個人身體的好壞，是讓人陷入人爲操控的模式，打斷原有身體的代謝方式，而且終身被藥物控制而無法排除。

因爲空腹抽血糖的時候，身體內的食物種類與數量，完全不知道是「生、長、化、收、藏」的哪個循迴階段，以這個抽出的血糖數值來判斷身體疾病的有無，根本不客觀。眞正要測量血糖代謝一定是要二十四小時每一個小時都去抽血，這樣得出來的資料才能淸楚與正確，更何況每個人的體質都不一樣，有人吃同樣的食物，消化吸收代謝的速度就是不一樣，一旦抽的時候血糖值比較高，就可判定有糖尿病，終身要吃降血糖的藥來控制，這種結果根本不是在治療疾病，而是在製造疾病。

目前「三高」病人，有越來越多的成長情況根本沒有越來越少，這又是什麼道理？

這是大家生活在這種製造疾病的環境下，一直在找尋疾病的原故，然後讓自己覺得生病而必須要長期吃藥的情況層出不窮也屢見不鮮。

其實這是對生命一種滿大的挑戰與傷害，而人類毫不自知的在推波助瀾，讓疾病永續經營，

「新冠疫情」就是最好的現世報寫照。

人到底一生能有幾個四季？「春生、夏長、秋收、冬藏」，每一年、每一季有每一季的特色，過了「冬藏」，就是「春生」。一年四個季節，一季有九十天左右，春天是「養生」也是「養肝」的季節，前面已經做過許多說明，最近有朋友問說，感覺養肝好像很困難，其實養生觀念正確，配合四時節氣作息飲食均衡，養生是簡單的。

小時候我們在玩捉迷藏，覺得小朋友在玩那些遊戲的規則，都很簡單啊，小朋友都知道玩捉迷藏，藏的越好就不容易被抓到，但是長大之後，想要冬天好好「養藏、養腎」就覺得很困難，當然春天「養生」也是這種道理，前面也都描述過，人生每一年都有四季，每一季有環環相扣，相生相應，因此每一個季節對人的「生、老、病、死」都息息相關，不能因爲自己喜歡春天，就注重春天養生作息而不做調整應對，這種不配合四時變化的人是很難相應於廣大天地自然，也因此而身體疾病不斷，因爲人類無法改變大自然的環境，只能配合去適應，千萬別自認是萬物之靈有「人定勝天」的本事，到最後都是損人損己。

每個季節有它的特點，春天養生就要配合大自然的「生發」，如果不懂得順應自然，夏天到了就產生疾病，連帶拖累夏天保健該注意的事項，因爲季節是循環更替，環環相扣的現象。錯過春天的「養生」，無法馬上彌補只能等待來年，生命被蹉跎，身體也被糟蹋，用些健康食品或藥物，想要挽回季節流失，無異於與虎謀皮，身體健康長壽終究是一場黃粱夢。

如果冬天「養藏」的功夫做得不好，春天就可能會產生一些冬天落下的疾病，時間不能重來，不可能用春天的「養生」來彌補冬天沒有好好的「養藏」，千萬別以爲春天再開始好好的養生彌補，這樣身體是不太容易健康的。

何況走到「穀雨」節氣，春天也快結束了。有人會說沒關係，夏天再來好好保養，把身體每季該做的功課延續到下一季，變成每個季節都有可能不愼產生的疾病，應付當下季節可能產生的疾病都應付不暇，之前累積下來的疾病，又沒有辦法適時處理，結果日積月累就形成身體負債，產生越來越多，沒有當下卽時處理的症狀，身體就容易形成一些疑難雜症的慢性病和十分棘手的重大疾病，到時候再後悔都來不及。

只要是現代人，一旦有了年紀後，身體問題會越來越多，就是這個道理。

美國石油大王洛克斐勒說過一個故事，很有哲理，值得大家省思。

「人一生能有幾個四季？」洛克斐勒他強調，非洲人，每一年、每一人都有很明顯的春、夏、秋、冬四季，不是爲了工作而生活，而是爲了「生活而生活」。

洛克斐勒是美國二十世紀初的石油大王，資產富可敵國，他日夜忙碌於事業，工作到五十歲左右的時候，身體檢查出疾病，醫生說大概活不過五個月的時間，剛好他公司要派人去非洲做一些業務考察，他想了想，既然生命可能也沒有剩下太長的時間，他就跟著員工去非洲考察，順便趁機休息。有一天他在非洲考察的途中，在路上遇到車子拋錨，在路上完全不能發動，他就請隨身導遊去跟當地人說，可不可以請他們來幫忙修車，他願意加倍支付修車費用，好讓他的考察行程順利進行。沒多久導遊回來報告狀況，導遊說，這裡的非洲人，他們冬天的時候是不做事情的，給雙倍的價錢也是不做。

洛克斐勒聽到導遊的說明後就很納悶的問說，「我花錢居然還有人不想賺，難怪非洲人都是那麼貧窮和落後」，後來導遊傳遞當地人的想法才知道，非洲人他們一年四季都分的很清楚，他們春、夏季可以努力工作，但是秋天收獲後，到了冬天就要好好休養生息，不願貪圖一時額外多餘的金錢利益而破壞他們體驗人生的規律。

說到這裡，想想看最近幾年的疫情，有聽到非洲疫情嚴重的新聞報導嗎？好像沒有吧！只有世界聞名的開發國家，害怕疫情蔓延，用人爲生產的疫苗來遏止疫情，結果適得其反，相反的，沒有打疫苗的國家或地區，他們還不是過得好好的，聽不到報導他們疫情，一天又死了多少人？又確診了多少人？都沒有。他們很堅持傳統自然生活的方式，不會用人爲的干預去破壞自然的規則，當然身體會比較健康，比較不會受到疫情的影響。

雖然他們的生活環境飲食條件，沒有我們那麼好，但是他們還是活的很健康，這是沒有因爲疫情而煩惱，也沒有讓他們身體變得很糟糕的最主要因素。

當時，洛克斐勒瞬間明白，他聽懂非洲人的說法，他們春天就會好好的去工作，知道「春生、夏長、秋收、冬藏」的節奏與規律，冬天的時候，他們當然想做事，要把一年來的辛勞，趁著冬天來臨的時候好好的休養生息回來，大自然的萬物都是如此，非洲人也是，只有文明的現代人不是！

這就是非洲人他們尊重大自然的人生啊。

洛克斐勒體悟後，回到自己國內，生活尊重自然規律的安排，結果把生命只剩下不到五個月的期間足足增長了將近五十年。

他也因此次非洲行感慨的發現。他的前半生都一直在過忙碌的生活，在努力經營他的事業，因此忽略身體的保健，把他自己的身體搞得很糟糕，他回去之後，開始徹底逆轉一些生活上的不規律，結果他活到了九十八歲的高齡才往生，而這多出來的四五十年壽命應該是他體悟到非洲人對生活不同看法的奇蹟吧。

他曾因此次非洲行，而講了一句話：「你不要把人的一生都活成只有一種四季，其實每一年的四季雖然會輪替，但每年的感覺都是不一樣的。」

說到這裡，想請教各位看官，你心目中今年的春季和去年的春季有不一樣嗎？我想大家的應該不是很清楚的，因爲你也不會太在意每天的晨起、夕落的陽光有何不同吧！

## 中醫肝的心理功效

爲什麼中醫的肝，可主管人的心理作用？是因爲中醫認爲「肝藏血而攝魂」，意思是，肝是收藏血液的一種臟器，攝魂是可以讓身體精神、魂魄等等無形的「魂魄」寄居在肝裡面。所以「肝藏血，血攝魂」是指肝功能正常運作的情況下，如果肝血和肝氣不足的話，「肝氣血虛」就容易產生恐懼的心理，感覺不到安全。「肝氣實」就容易生氣，而這種情緒的產生，如莫名害怕和突然生氣無法克制，都是跟心理情緒有關的。

「血有餘則怒，不足則恐。」這也是講到情緒的反應，可見血液充足與否是會影響一個人的心理反應。中醫有一句話：「人臥，血歸於肝」說明有人失眠睡不著覺，整天就是走來走去，如果能躺下休息，是減少失眠最好的方式，至少讓肝臟血液一時得到補充，坐著、走來走去，造成血不歸於肝，反而更容易睡不著。另外「肝受血而能視」，說明肝血充足，又「肝開竅於目」，眼睛也才能看清楚。

中醫認爲「神、魂、意、魄、志」，是身體無形意志的表現，「心藏神，心主神志」，而「魂」是藏在肝裡面，「魄」是藏在肺裡面，因爲心神是主管身體魂魄的上司，因此白天時，有人彼此見面，打聲招呼，順便說：「今天精神不錯！」那就表示氣色精神都不錯的外在表現，雖然心神與魂魄都是無形的，但在身體表面在就可明顯看出。

白天是心神在管控的，一到夜晚，心神就會回到身體裡面休息。如果心神主導的力道不夠的話，「肝魂」就可能從肝臟跑出來，所以有人睡覺的時候會做夢，也很多夢，或是夢不斷或者噩夢連連，都是心神比較柔弱，肝魂才會出來作怪。

如果一個人完全睡不著，沒有任何睡意，那就是說明心神完全失控，管不住肝魂與肺魄，精神狀況當然就也跟著亮紅燈。

現今社會，有人就是常常因失眠困擾而產生精神錯亂，或者是出現靈魂出竅，失魂落魄的靈異現象，其實是有它產生的道理。

這種靈異情況是常出現的事實，但是健康檢查數值資料是完全檢查不出來的，因爲西醫不理解，「肝藏血與魂」的原理。

倘若肝不藏血的話會，身體可能出現哪些症狀？

通常失眠是最常見的現象，但是現在人都選擇使用鎮靜安眠藥來處理，結過失眠人數日益增加，失眠情況也日益嚴重。

冬天是「養藏」的季節，身體「養藏」的功夫做的不到位，也會失眠，當然肝如果藏血功能不佳也會失眠，甚至會產生憂鬱更年期時不舒服會更明顯，此外除了失眠，憂鬱、煩躁等等心理不安的症狀都會出現，這些都是「肝不藏血」的現象，也都是跟心理有關，例如產生焦慮、夢遊，甚至近幾年常常出現的精神分裂症或者老年癡呆症，應不是只有單純退化所造成的，肝不藏血，也是原因之一，因爲肝不藏血也占有很大的關係。

以上就說明，肝是主管人心理上的情緒管控，有人說，睡眠不好就吃一些鎮靜安眠的藥，何必牽扯那麼多有的沒的？

其實不是「阿是郎中」愛抬槓，真正安眠藥，只是控制身體，強迫睡覺而已，只要「肝不藏血」的情況還在，產生失眠原因不能解除，長期服食安眠藥，是讓身體變成被控制住的一個軀殼，只像是一個被藥物控制的傀儡而已。

另外「肝不藏魂」也可能是造成身體產生心理問題的主因之一。

「魂」一般是安穩藏在肝裡面的，最近有聽到一個眞實的故事。

在清明節的前後，時常下雨，濕氣比較重，一個朋友說當天中午時分，她和她的先生、小孩三人去公園走走，先生與小孩在草地上遊玩，而她自己一人在公園樹下打坐，當時情況都無任何異樣，結果回家後，當晚就她就做了一個噩夢，她覺得很可怕，可是她先生和小孩都沒有遇到做惡夢這件事。她很客氣問我，「相信有這種靈異事件嗎？」「阿是郎中」當然相信，因爲中醫認爲「肝血不足，肝不藏血」，女性朋友又以「肝爲先天」，缺血是很稀鬆平常的事，因爲她「肝不藏血，肝血不足」，比較容易遇到靈異事件。

當然會出現這種情況，本身要提供一定的條件，如果眞的是有那些靈異事件的話，他先生和小孩也在場，爲何沒有做惡夢的原因，應該是他們肝血比較充足。

另外一個眞實的故事，話說一個年輕學子，他高中同學的大學學測考試考得很好，都上了大學，唯獨他自己，感覺考前就是「失魂落魄」的宅在家，打電動遊戲，晚上都不太想睡覺，造成日夜顚倒的現象，父母也說不動他，最近他媽媽跟我說，後來有遇到一位高人指點迷津，說他的靈魂是被人家借走了，之後他兒子就成爲「失魂落魄」的樣子，一直都振作不起來。後來那位高人幫他兒子做了一些法事，沒多久感覺他兒子又回來了。一直問我相不相信有這種事情。我當然也是相信啊。我用中醫的說法去理解，「肝不藏魂」時，當然靈魂就很容易出竅，一旦靈魂出竅，是很容易被人家勾走了。

此外，一個二年級的小學生，在好奇心趨使下，看了恐怖片，結果恐怖畫面在心中徘徊久久不去，因爲一直訴說會很害怕，晚上不敢一個人睡，後來媽媽就帶他去收驚，感覺也沒效果。其實小學生的「精、氣、神」都還處在發育階段，看了恐怖的影片，影象一直記在心裡，精神、魂魄就被恐怖影像佔據，有種「鳩占鵲巢」的感覺，因此心神不容易安定下來，後來只要一受到驚嚇就更容易出現，這都是不了解「肝藏魂」而衍生出的靈異事件。也都是我們現實遇到的眞實情況，了解這種道理，往後再遇到類似情況，可別慌亂不知所措了。

在清朝《奇症匯》這本書裡面也有記載，話說一個十六歲的少女，已經跟人家論及婚嫁，雙方都已經談妥，女方父親當時是達官貴人，後來家裡出件大事，家道因此中落，被迫要去市場賣蠶絲來維生，這個少女就很擔心，會不會因爲家道中落後再也嫁不出去了？整天在家足不出戶，煩惱憂愁的若有所思，甚至愁眉不展。

後來有一天，她家中有訪客，客人詢問他爸爸去市場賣蠶絲的情況如何？她都能如數家珍的把她父親當天去市場的銷售情形，一五一十的稟明，毫無遺漏，後來她父親從市場回來時，才知道她沒出門的女兒完全知道她父親的情況。正當大家都訝異的以爲她女兒怎會知道的一淸二楚時，一位路過的醫者，才說出她女兒是「靈魂出竅」。因爲大家都知道女兒根本沒有出去，但是她卻說有跟她父親去市場，因此才知道父親所有的情況，大家才恍然大悟的知道那女兒當時是離魂了，是她的魂魄跟著父親出去，因爲日有所思所造成的現象。當下醫生知道情況，開一些補氣鎭靜安神的中藥如人參、黃蓮、龍齒、龍骨、牡蠣等等鎭定安神中藥煎煮幾帖，這種情況就完全改善。

可見「肝不藏魂」，很多人當做是怪力亂神的靈異事件，如果放到現在，可能會被當成精神疾病來處理，這樣一個人的後半生可就是噩夢連連了。

其實這類情志疾病，中醫絕對是可以處理治療的，重點就是針對患者氣血不足的狀況，可惜相信中醫可以處理的人依然是微乎其微。

中醫有一句話「隨神往來謂之魄」就是這種道理，常常可以聽聞到誰的魂魄出神、走神甚至夢遊，就大概可以判定當事者有肝血不充足，造成肝不藏魂的現象，類似現代心理疾病上的症狀和現象。

所以春天要養肝，而養肝就要養血，這雖然是老生常談，但也要生活作息規律，儘量不要在肝膽需要休息的時間如晚上十一點到凌晨三點熬夜，這段時間是肝膽循行的時間，如不規律作息，勉強開夜車、做運動，甚至爲了運動而刻意運動，這樣都剛好對健康保健適得其反。

春天養生、養肝、養血，飲食正常，是很自然的事情，只是我們都刻意去忽略它的重要性，一味地去追求科技養生，剛好就慢慢失去自然養生的方式。

春天養生就是要吃發芽的、正在生長的食物，不要吃太多冰冷的食物，當然也可以減少對藥物的控制，不要因爲高血糖、高血壓或失眠就只用藥物來控制，當然減少太多身體健康檢查，也是減少疾病上身的好辦法，因爲太多檢查絕對會影響到自己心理上的情緒起伏，而產生心理陰影，造成揮之不去的夢魘。

當然也要減少對疫苗的依賴，不要單純的認爲疫苗就可以解決疾病上身。



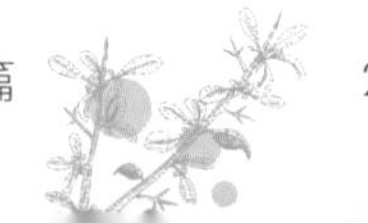

# 結語

明朝杜士燮說：

「持鑑以索貌者，不得其腠理，而按方以索病者，不能神其變通。」

就是建議大家不要看到一件事情，只會按圖索驥的去判斷而不知變通，只會在書上或者地圖上來找尋答案，這樣只注重表象是很難找到答案的，畢竟只看事物表面，只是「治標不治其本」。現在人一旦有糖尿病或高血壓，就只吃固定的降血糖或降血壓的藥來控制疾病，是永遠沒有治癒的機會。

如果擁有這種疾病，不能作一個了斷，就必須一輩子陪著疾病一起消磨日子，若是這樣就像洛克斐勒當初對一生四季的感覺。每一個人的一生，都應該是由每一年的春、夏、秋、冬，多種節氣所組成的，千萬不要把自己活成一生只有一種四季的感覺，那就沒什麼意義，也沒有什麼色彩。

身體依賴科技，遇到夏天就開冷氣，把溫度降成跟春天一樣，或者變成冬天寒涼的狀況，這都是不對的，唯有自然養生，這才是有效的養生，其實上天造就一年有四季是有它的道理，生命它是環環相扣的，就像蓋大樓，地基不穩時，已經蓋到十幾層樓以後才想要去修改是很艱難的。

## 節氣詩語

清明雲深，風吹冷涼，
絢麗的海芋群花，
繽紛斑斕了色彩。
黑芋挺立又高傲，
橘芋溫熱了暖度。
眼前數大的花海，
點亮了癸卯的穀雨，
如果人間四月是春天的天堂，
那美麗的花群隨風搖擺，
就是天堂裡最耀眼奪目的芒光。
粉妝玉琢似嬌羞，
濃郁花香伴穀雨，
當……
雲煙氤氳繚繞留駐時，
氣氛浮盪著迷濛的花粉香，

總是……
歲月靜好的時光。
可以……
靜聽山林的鳥啼花放，
今日……
心情沉靜，
享受……
從心清涼。

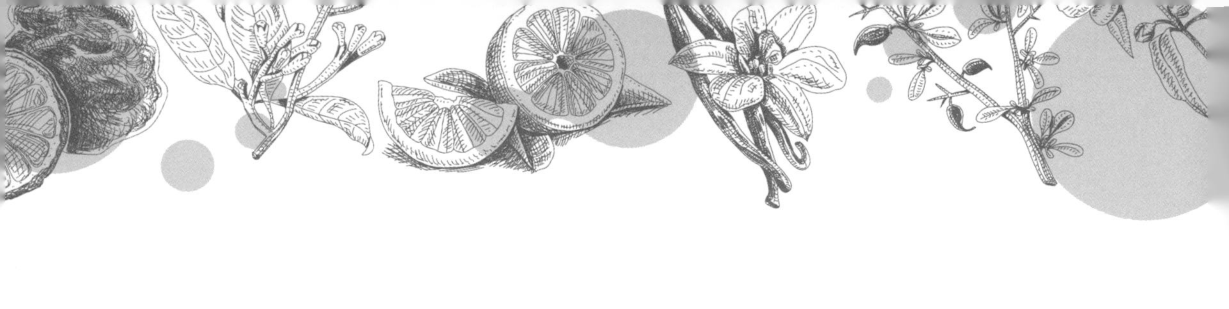

# 第十三講　告別癸卯年的春天——肝之系列最終章

春三月，此謂發陳，天地俱生，萬物以榮，夜臥早起，廣步於庭，披髮緩形，以使志生，生而勿殺，予而勿奪，賞而勿罰，此春之應，養生之道也。

逆之則傷肝，夏為寒變，奉長者少。

肝合膽。

膽者，中正之官，決斷出焉。

凡十一臟取決於膽。

膽者，中精之府。

夫肝者中之將也，取決於膽，咽為之使。

——黃帝內經

肝-最終章

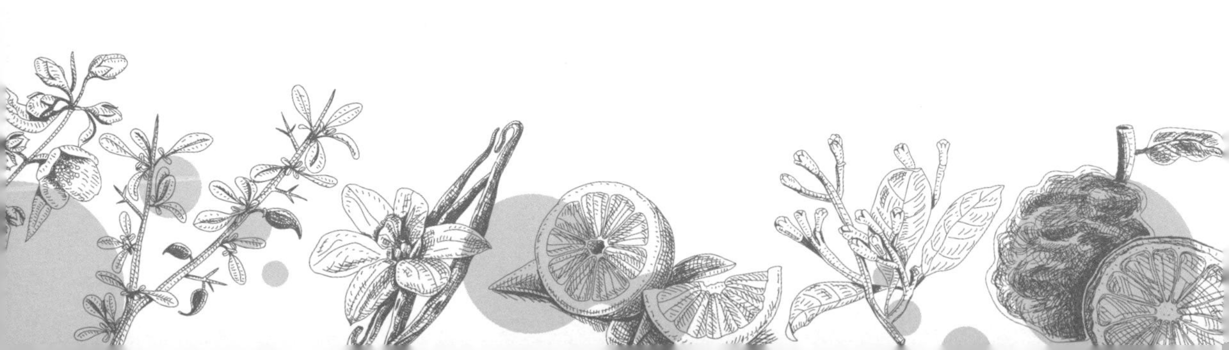

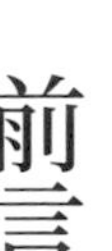

# 前言

「落花應有意，無可奈何春將去。」說明了一季的春生，盼了三個月的春來，日子還是一樣的必須過下去。

這幾天天氣才開始回暖，沒想到又有幾天的「倒春寒」，才有幾天的陽光明媚，又是寒冷如冬，讓人覺得春天還眞是不太好捉摸啊！

才過了冬天的「養腎」，也將告別春天的「養肝」，不知道大家的肝腎功能有跟著變強了嗎？大家都知道，養生也可以健身，但是健身就可以養生嗎？還只是防身而已？就如同四體而勤，身體健康就是如此樸實無華的到來嗎？當然不是，天底下沒有免費的午餐，但至少做到不逆天而行，不逆春氣，即可獲得最佳的養肝時機。

現代人習慣夜間活動，夜晚到來就開始上健身房運動，甚至熬夜追劇，都是「逆春氣」的舉動，結果要健身不成還往往落下「逆春氣」的罵名，應是不知道養生規矩才如此逆天吧！

勸君聽聽養肝最終章，可以解惑，也可以身心俱足的準備迎接即將來臨的璀璨夏天吧。歡迎大家一起來春天養生。

# 大哉問

「穀雨」之後，就是「立夏」。季節之交，總以春、夏最有生氣，雖然癸卯年的春天已經走到最後一個節氣，但是還是用喜悅的心情跟春天說下次再見。

最近在診間，遇到一個奇特的現象。話說病患女兒陪病人看病，一見到面時披頭就問：「醫生啊！我爸的病你有沒有對症下藥啊？」

阿是郎中回答：「不然呢？」（心中暗想，難道我是故意不對症下藥嗎？）然後她想一想，又問：「醫生啊！我爸到底要不要復健啊？」（阿是郎中心中又說：你覺得呢？）

「我是中醫哦！」阿是郎中回答。補充說明：他的爸爸是梗塞型的中風，剛從醫院出院，尋求針灸治療。（因爲他出院後有做復健治療，但效果不彰。）

他女兒繼續，大哉問：「到底要不要在中風後的黃金治療期趕快做復健，好讓身體恢復？」

阿是郎中反問：「西醫怎麼說？」

她答：「那是當然。」

後來她又問了一個問題：「醫生啊！我爸不要吃中藥，這是西醫交代的，因爲西醫說吃西藥就可以了，中藥可以不用吃怕影響病情恢復，西醫只叫你幫我爸針灸就好了。」

阿是郎中聽到就說：「還需不需要請示西醫，要針灸哪一些穴位呢？」

她就不再回話！阿是郎中回答：「那就繼續執行西醫交代的針灸治療就好。」大家看到家屬提問的這些問題，應該是覺得天經地義，相對「阿是郎中」這個對傳統中醫有很深執念的人，感觸是滿深的。

家屬詢問中醫，中風病人是否需要西醫方式的復健，這不是「越廚代庖」嗎？家屬使用自己的思維認知，判斷病人是否需要復健，然後再詢問中醫是否認同，根本就是本末倒置！用西醫的觀點，問問題，卻指定由中醫來回答！用中醫的治療卻需要西醫的認可，「要不要針灸，要不要吃中藥？」不詢問中醫卻只要尊重西醫的指示？

這是現今醫療思維導致的錯亂，不責怪任何人，但起碼要對醫療觀念有點概念，不是西醫就是權威、專業也是唯一對的選項，尤其是「阿是郎中」一直強調的傳統中醫，至少尊重中醫也是一種專業，此外也要對自己身體健康的一種負責任的態度。

# 逆春氣

春天的最後一個節氣，是「穀雨」。

再把春三月，《黃帝內經》二千多年前古人的智慧養生方法說一遍。

因爲它描述春天養生的內容眞的很經典，如果按部就班施行，雖不一定會長命百歲，但至少可以頤養天年。因爲很實在，所以再陳述一遍：「春三月此爲發陳」、「天地俱生萬物以榮」。

「夜臥早起，廣步於庭。」這裡的夜臥早起，是說春天可以晚一點睡，但一定要早起，其中晚一點睡，也不是像現在一樣可以超過十二點，晚一點睡也只是比平常睡眠稍晚一點，大概是現在晚上十——十一點左右就可上床休息，因爲古時候眞的日入而息，太陽一下山之後，稍微活動梳洗，就要準備睡覺。

然後早上起來就在庭院裡散步就好，不用刻意出去跑步，就算外出也穿著寬鬆的衣物，不要一大早就把身體綳的太緊、穿的太厚實，要讓身體細胞受到充分的舒暢自由。

春天的植物要發芽一樣，至少會把泥土鬆開，不要把泥土弄得太夯實，因爲泥土堅硬是很難發芽出來。

「生而勿殺、予而勿奪」。養生的季節，儘量不要去做傷害萬物生長發育的事情。

「賞而勿罰，此春之意，養生之道」。大家應該有看過古裝電視劇，常常有台詞說「秋後問斬。」絕對不會有「春天問斬」的台詞，至少古人都是順應天地自然，皇帝殺人雖然很人爲，表面上還是要裝裝樣子，顯示自己的好生之德。

因爲秋天是屬肅殺的氣氛，至少藉由天地同悲，有種秋天收嗇節氣的氛圍，比較不會有「逆天地」的氣勢，因爲春天是萬物「生發」的時候，逆天地運轉，對地球上的人、事、物，都不是太好的，而且也不是養生該有的方式。

因此「春天養生之道」就是順應天地節氣變化，是簡單的方法，只是很多人做了「逆春氣」的舉措而不自知。

所謂「逆春生」，就是違反春天作息與生活習慣，只要違逆，「逆之則傷肝，夏爲寒變，奉長則少」。古人都寫的十分清楚，其實「春生、夏長、秋收、冬藏」，是息息相關也環環相扣的，有人違反了春天該養生的方向，就容易傷到春天對應的肝，包括肝的經絡和臟器，如此到了夏天就會影響到夏天生長的機轉。春天過了再來就是夏天，身體會因爲春天沒能好好養護，就產生變化，又因爲夏天是「養長」的季節，春天的違逆就接著影響夏天的生長功能，本來是繁殖茂密的生長發育態勢，就變成萎靡不振，這也就是「春天不養生」更是「逆春生」的結果。

有時候春天該養生卻沒有太注意，直到季節轉換，身體才會警覺到。跟地球上的萬物一樣，人類身體也具備這種現象，春天準備要發芽生長的植物，如果錯過播種的農時，到該收穫結果時期，就會收成不好，都是「春天養生」要注意事項，倘若有所忽略，很多動物也是在春天順勢生長的，但發育不如預期反而長得比較不健壯，也是「逆春氣」的原因所導致。例如農作物、稻穀、或者水果的果實，本該在夏天要長大的時候它卻長不大，到了秋天收穫一定就不好，這就是違反「春生」而影響「夏長」甚至「秋收」的道理，因爲四季交替，是息息相關與環環相扣的，千萬不要以爲來年還有春天，錯過一個春天，沒養生沒關係，甚至造成錯過了就算了的心態，反正養生隨時可以，在夏天時再好好保養，這樣觀念是會錯過絕對優勢，而且無法重來，尤其是人類的身體，「逆春生」累積產生的病痛時間越久，就越難處理與治療，人生短短，是不太鼓勵，這樣揮霍輕忽身體的保健。

春天養生的觀念是基本工，養成觀念應該就會時時注意變成習慣而成自然。有人說，養肝的方式好像不太好養，那養腎、養肺、養脾、養心也不太好養啊！重點是在自己心態的建立，順應天地季節變化，把身體養好眞的不難。

這次再複習一遍，古人幾千年前智慧養生的精華，就這麼簡單幾句，只要能做到，對身體健康維持一定是很完美的結局。

有人感覺春天到了，就迫不及待的要把冬天「養藏」的方式趕快收藏起來，結果身體來不及適應氣候不穩定的發展。一看到日出燦爛，就以爲身體能很快適應冬天轉換到春天時的溫度，急著要把身體皮膚盡快的外露出來，春天是要「生發」，但也要盡量拿捏，不要減少衣物而露出皮膚來態多才是。其實人生在世，一些事情，養生都要有一個「度」，是要有一個「節制」。太過與不及，當然都不好，要自己去適應與配合，而不是一味的要與自然做碰撞。

有人覺得春天到了，就要不顧一切的去生發、舒展，類似揠苗助長的心態，希望農作物趕快拔高，這樣其實對身體和農作物的生長與發育也都是不好的現象。

## 初春VS.暮春

初春和暮春有什麼不同？

節氣走到「穀雨」已是晚春的味道。晚春的節氣跟初春（春天剛剛到時），感覺又不太一樣。通常初春是冬天和春天的交會期，初春包含「立春、雨水、驚蟄」這三個節氣，它的特性，是天氣由寒冷慢慢的變涼，但還沒有到溫暖的階段，通常下雨不多，雨水沒有晚春那麼多，節氣它是從「養藏」走到「養生」的一種季節轉變的階段，因此初春和晚春，都是春天，對萬物感受也是不太一樣的。

初春，是嚴冬與涼春的交界，大家可以感受到，農作物和花草樹木都正要生長，櫻花也盛開，一片欣欣向榮，很漂亮的樣子。

然而暮春也是晚春，正值春夏之交，外面世界的花草大都謝落，櫻花凋謝，不再有初春漂亮的景致，其實植物花草也正在醞釀另一種生長，當晚春時也是春夏之交的時候，還剩下「春分、清明、穀雨」這三個春天的節氣，此時雨水會比較多，打破「春雨貴如金」這種現象，氣溫已由涼爽變得溫暖，然後天候也逐漸從春天的「養生」到夏天的「養長」在轉變。但晚春時，還是春天的節氣，跟夏天還是有些差別，但是往往可以看到許多人，已經自主進入盛夏模式，食、衣、住、行幾乎是夏天的模樣，這情形就是有點危險了。

常常天氣已經有達到夏天般的溫度時，可看到許多人的裝扮，如短袖、短褲、短裙等輕涼衣物已經紛紛出籠，甚至開始吹冷氣、吹電風扇，完全是夏天的模樣。可惜的是，隔了沒多久，天氣又下雨又變涼，讓人很難適從，因此感冒也紛紛出現，疫情會不斷蔓延也是如此原因，因爲氣溫變化差異大的緣故，因此要警惕春天畢竟還是春天呢！還是有讓人們捉摸不定的狀況，所以只要天氣面臨季節交替，這一交替階段，很多人就因爲這樣而趕上流行，因天氣的變化而感冒。

所以春天還是需要多多注意氣候變化，時時加減衣物，千萬不要以爲天氣熱就是夏天到了。

## 肝主筋

春天是「養生」的季節，春天更是「養肝」的時候。

中醫講的「肝」，它主管身體筋肉，筋，用現在的西方醫學來講是，包括了肌腱韌帶，主要功能是聯絡骨骼和骨節，包含骨頭與肌肉間的聯繫組織。

中醫講「肝主筋」，因此養肝就可以養筋，現代人常常熬夜，晚睡就很傷筋，如果有人受傷造成傷筋動骨的情況時，其實採用養肝、養腎的方法，是會讓傷口恢復的比較快，比起西醫的復健與打石膏固定讓筋骨自生自滅，要來得高明許多。

### 健「身」還是健「體」？

「健身」是眞的在鍛鍊身體嗎？來說說「身」與「體」有什麼不同，現在我們都把身體都合在一起表達，指的就是一個人完整的身體，包含四肢與軀幹。

「身」，古文意思是指軀幹，而「體」是指四肢，因此說「健身」，就是活動軀體。反而「健體」才是運動四肢。近幾年來十分流行健身房運動，可見大家都是在做「健體」運動而已，而沒有眞正鍛鍊到身體的五臟功能。

因此大家可以想像，如果到健身房這些地方去運動，主要是運動四肢還是運動軀幹呢？像舉啞鈴、踩飛輪等等運動的動作，都是在做「健體」用動，也就是使四肢強健，因此四肢做運動，肌肉會肥大增生，但無法提升身體的能量，畢竟運動是耗能的行爲，地球上的生物，沒有任何一種物種，只靠身體運動就會產生能量。好多人平常覺得很虛弱、循環不佳，第一個念頭就是覺得要運動，這眞是很偏差的觀念，運動和身體能量是相對的關係，就像汽車一直行駛在路上，汽油只會越用越少，而汽油就如同身體上的能量。

因此再次強調，「健體」就是運動四肢，「健身」是活動軀體，跟身體產生能量是兩碼事。

記得有位國中同學來看診，他說胃不好，想要恢復胃的機能，就去做慢跑運動。其實這是本末倒置的行爲與觀念。當人在運動的時候，活動的是四肢，血液都跑到末梢，怎會幫助到胃的運作呢？大家都知道飽餐後，消化器官在運作，不建議做激烈運動是擔心腸胃消化功能的能量被分散，此時應該是讓氣血集中在腸胃消化上，而不是分心去運動而減緩消化作用，嚴重還影響腸胃運作而造成腸胃不適，因此這種運動會產生能量的觀念是剛好本末倒置喔。

## 復健是要恢復軀體還是恢復腦損？

復健到底是在恢復受傷的軀體，還是恢復受損的惱部呢？

以中風病人來說，病因是腦部受損，當人的腦部受損時，四肢是有受到影響，主因還是腦部組織受損，中風後，再去做肢體恢復的動作，會有效果嗎？

中風受傷的是腦部組織，卻在事後做肢體復健，有點像牛頭不對馬嘴。但是中風病人一直在增加，復健醫院與診所更是大行其道，也門庭若市，感覺就只是一種安心的效果，畢竟治療也是「見樹不見林」的樣子。復健只是在做一些沒意義的動作和耗體力的運動，可見復健市場生意興隆，其來有自，都是做表面工夫也不見得有太大改善，看診病人越來越多，卻是沒有什麼效果，所以病人數量當然越只增不減，這不是飯店或餐廳的概念，人越多不是醫術高明啊！其實是束手無策而不得已的方法。

處理事情，要做重點，治療疾病要對症下藥，治標而不治本，當然事倍功半，身體恢復原有機能也是遙遙無期。

中風是腦組織的損傷，復健是要恢復腦部受傷的地方，不該只是復健肢體，這種方式復健眞的是「治標不治本」，對恢復身體功能的效果不大。

## 肝膽經絡系統

中醫除了有臟腑系統還有一種經絡系統，是更全面的在探討人體機轉。

肝膽經絡的功能有：

一、調節心理情緒的好壞與失眠的產生，還有決定視覺功能好壞的影響，對事物有判斷與決策的能耐。

二、調節消化與吸收功能，並可決定血液循環與生育功能好壞的方向。

三、還可給全身的結締組織與指甲提供營養。

所以肝膽經絡系統在中醫認爲是一種無形的能量通道，一旦身體經絡稍微阻塞，身體就會產生情緒失控或失眠的現象，中醫學理專有名詞——「肝膽鬱結」，就是如此症狀，對身體產生的影響是很廣大的，如偏頭痛、憂鬱症、關節炎、痛經、慢性疲勞、子宮肌瘤、青光眼、乳房纖維囊腫、坐骨神經痛、精神分裂症及腸胃急躁症等等，都跟肝膽經循行是否順暢有關聯。

如果有人去醫院找西醫治這些疾病，他們不會爲病人探討肝膽經絡有否狀況，也不認爲這些疾病與肝膽經絡有關，只會頭痛醫頭的症狀處理而已。

例如頭痛或憂鬱症，一個是疼痛科另一個是身心科，關節炎就是骨科，痛經是婦科等等簡單的分類，其實這些疾病都跟肝經的鬱結有關，如果來看中醫，應該各科都可迎刃而解，因爲這些疾病都可以用「肝膽經鬱結」來做解釋和治療。

因爲有些是肝經鬱結造成的症狀，就用疏通經絡，疏肝解鬱的方式來治療就可以改善。

「肝膽經鬱結」可以產生許多現代的疾病，不要以爲頭痛、經痛吃止痛藥就好，這樣都是鴕鳥心態，很容易把剛開始很輕微的小毛病積累成日後難以處理的疑難雜症，只要把肝膽經絡疏通，症狀就改善，也可以不用都靠吃止痛藥來處理，此外近年來日益盛行的憂鬱症等這類心理疾病也是一樣，千萬不要只吃對抗藥劑來處理疾病因爲這樣還會產生更多的問題。

因此身體出狀況，產生疾病時，很難單純的用診斷方法來判定問題的嚴重性，不要只求當下不痛就好了，然後再期待下一次的不要出現嗎？

但仔細想想，現在很多人都是這樣處理身體的病痛。

## 生命質量

春天是生命品質與成長最關鍵的時期，因此想要擁有好的生命品質或者優越的壽命，關鍵眞的是在春天。所以，古人會有「一生之計在於春，一日之計在於晨」的說法。

中醫認爲清晨是一天的開始，類似一年春天的縮影。因此春天眞的很重要。不要因爲春天到，世間萬物都欣欣向榮，就輕忽它的重要性，或是自認年輕很有本錢，雖然春天沒有冬天那些「寒刀霜劍的嚴相逼」那樣可怕，但還是有春天要注意的事項，遵守春天節氣注意事項，就是對生命品質的一種尊重。所以保健方法也很簡單，重點原則就是別傷肝，前面許多論說，都是在講儘量不要傷肝，要愛肝這是最主要的保健重點。

此外中醫還認爲受傷的肝會影響到腸胃的功能，因此保衛、保護自己的腸胃也是重點方向。

中醫認爲肝膽和腸胃系統是息息相關的，常見電視廣告有在廣告一種藥叫「肝胃能」，它的台詞也說「肝和胃是連帶關係」，說明的也是這個道理。保健方法，也不要熬夜，先前有提到膽經是在十一點到一點，然後肝經是一點到三點，所以這段肝膽經循行時間，儘量不要熬夜，一般能在十一點前睡是最好的時間。

再來就是不要暴飲暴食、不要依賴藥物來維持體態與健康。

若想要延長生命的品質與長短，就不要過度的運動和刻意勉強的運動，之前《黃帝內經》有提到，建議早上起床後，緩慢的走路，伸展肢體就是不錯的運動方式。

至於運動的時間，當然也要看天氣好壞而決定，如果是下雨颳風天，盡量不要出門，免得出去又傷風又感冒，對身體也是傷害。也不要風雨無阻的外出運動，免得賠了夫人又折兵，傷身又不健康。

其實配合自然的作息，保肝就是這麼簡單，話說容易，知易行難，眞正做到的人不太多，尤其是現代科技這麼進步的時候，更像是天方夜譚。

## 十二時辰的養生法

膽經是十一點到一點。

肝經是一點到三點這段時間在循行。

晚上到了睡覺時間，能睡就要睡，不要說因為還年輕，可以晚一點睡，認爲白天睡晚一點，睡



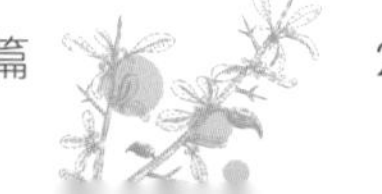

眠時數可以補過來。知道十二時辰經絡循行，就可以知道，「過了這村就沒那店」。

經絡循行，這是沒辦法彌補的，每一個經絡時辰走的經絡臟腑都不一樣，絕對沒辦法補回，錯過不只錯過還傷身呢！熬夜上班也是很傷身體，用更多的金錢也換不回身體的健康。千金眞的難買早知道。

## 成語醫解——肝膽相照

再次說這個成語，可見它的重要性。原先意思是說明朋友間患難見眞情的友誼，在醫學上是說肝臟和膽腑是「休戚與共」，「唇亡齒寒」的關係。有人會覺得沒有這麼誇張，因爲現在有多少是沒膽之人！其時也沒錯，但畢竟天生我材必有用。膽腑是儲存肝臟分泌物的器官，如果非必要性，當然最好不要切除。

現代人器官切除很容易，但切掉的時候，原來該有的運作功能要誰來承接呢？膽腑是接受肝分泌膽汁的臟器，人爲的把它與肝的聯繫切斷，就等於是肝沒有前線防禦的功能，肝臟必須直接面對疾病的影響，少了一個墊背做緩衝，對肝臟的衝擊力道就是直接，傷害性也更大。

有人說因爲有膽結石，很無奈的必須切除膽，但不清楚膽被切掉會導致肝會結石或發炎呢！

本來膽汁的功效是在清熱解毒和消化食物並促進腸道蠕動，因此膽汁在中醫看來，也是可當成一種藥物來使用。

在中藥中，「牛黃」就是牛的膽結石，它是一種清熱解毒很好的藥物，多半用在中風昏迷、感冒發高燒的急性期。當然其他動物的膽也可以入藥，但有些魚的膽就有毒性，像河豚，是很傷身體的，也會造成死亡。

所以我們可以間接了解到，膽汁在身體裡面至少有解毒的作用，是有它獨特的功效在，今日把它切掉，它已經沒辦法用原來的方式去運作，身體會產生什麼問題，就很難去估量。因此古人才很智慧的創造出「肝膽相照」這一成語，可見古人早知道膽切除對肝是有很大影響的。

再強調一次，在冰箱還沒出現的時代，賣豬肝的肉販都是把膽與肝放一起，可以起到肝不容易變質與臭掉的作用，也是證實「肝膽相照」的眞實性。

因此保護肝膽的最好方法就是不「逆春氣」！

不要認爲春天到了，天氣比較溫暖，作息可以很晚睡也可很晚起床。這樣就是「逆春氣」，至於面對一些事務，儘量不要遇到事情就壓抑在心裡，久而久之也是很容易傷肝。

幾年前很流行的敲敲膽經，這也都是一種保護肝膽的好方法。

當然準時上床睡覺，不熬夜追劇，是最好養肝的方式，這樣肝膽好，相對的決斷力與視力就一樣會很好。曾經嚮往空軍飛行員翱翔天際的英姿，那些飛官都被要求視力一定要好，自己是個大近視，美夢瞬間破滅。因爲飛行是瞬息之間的轉變，眨眼間的變化，只要差0.01秒就可能造成飛行的生死一瞬間，所以開飛機的人眼睛視力一定要好，然而眼睛要好一定要取決於肝膽好爲基礎。這都是有相關聯的因素，通常膽是擋在肝之前，可以把疾病先擋住，所以會有膽發炎的徵兆，就是提醒身體要注意了，而不是等到膽結石阻塞膽道才迫不得已的切除膽囊，一般把膽切除之後的病人，後續疾病是往肝的方向進展，因此會有脂肪肝與病毒肝炎或酒精性肝炎的出現，也有視力出現問題甚至嚴重出現肝硬化、肝癌等現象，直到最後藥石罔效的境地。

綜上是春天一系列肝病產生的緣由，因此肝膽眞的要好好的照顧。只要好好順應天時，應該都有不錯的好肝膽。

現在的科技醫療這麼發達，提供了器官摘除最好的藉口。器官一定有它存在的道理，有什麼問題一定要找出原因處理，不是用鴕鳥心態把它切了就好了，不知道你是不是也這樣認爲呢？

時間飛快，季節交替，春天走到「穀雨」，很快就是「立夏」。

進入夏天就是不一樣的夏天「養長」，如果看官還有興趣，就靜請期待夏日再見！

## 節氣新語

等到……

點滴雨水與雨水節氣的相遇，
這是本來可以想見的偶相遇，
卻……
激起款款早春的嬌嫩欲滴。
想是春意低吟，
卻是呢喃風語。
春雨花紅，煙雨濛濛，
淋漓滴答漸漸醒，
春風多雨鬧今宵，
這春雨下，最多想……

# 最終章

## 尾聲

春天到時，「且聽風吟，靜待花開」。春天結束時，「百花盛開，心花怒放」。天地交換，春天轉成夏天，整個大自然，又換了成另一個新的篇章。時日，一樣有日升、月落；時序，一樣有春、夏、秋、冬，總是輪替不止，延續新的氣息。

喜歡有一年四季的交替，才有人生豐富的美麗。

喜歡有一年中春天美麗饗宴，才有夏日魅力四射的熱情。

時間慢慢走，卻快快的說完了春天一系列的傳統中醫養生思維，再來就是迎接絢麗盛夏的活力「養長」。如果你還期待著夏日的熱情，「阿是郎中」，一樣會隆重呈現夏天的美麗盛宴供大家享用，敬請期待。

國家圖書館出版品預行編目資料

阿是郎中說中醫：舞動春風篇／鄭集誠著. --初版.--臺中市：白象文化事業有限公司，2024.6
面； 公分
ISBN 978-626-364-322-2（平裝）
1.CST：中醫 2.節氣 3.養生 4.健康法
413.21 113004242

# 阿是郎中說中醫：舞動春風篇

作　　者　鄭集誠
校　　對　鄭集誠
發 行 人　張輝潭
出版發行　白象文化事業有限公司
412台中市大里區科技路1號8樓之2（台中軟體園區）
出版專線：（04）2496-5995　傳真：（04）2496-9901
401台中市東區和平街228巷44號（經銷部）
購書專線：（04）2220-8589　傳真：（04）2220-8505
專案主編　林榮威
出版編印　林榮威、陳逸儒、黃麗穎、水邊、陳媁婷、李婕、林金郎
設計創意　張禮南、何佳諠
經紀企劃　張輝潭、徐錦淳、林尉儒
經銷推廣　李莉吟、莊博亞、劉育姍、林政泓
行銷宣傳　黃姿虹、沈若瑜
營運管理　曾千熏、羅禎琳
印　　刷　基盛印刷工場
初版一刷　2024年6月
定　　價　350元



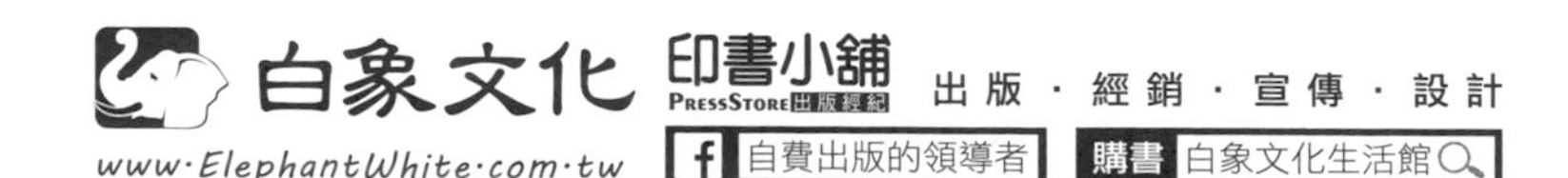